向平超教授团队

呼吸与危重症疾病病例精解

主 编 向平超

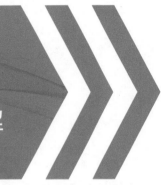

U0333593

科学技术文献出版社

SCIENTIFIC AND TECHNICAL DOCUMENTATION PRESS

·北京·

图书在版编目（CIP）数据

向平超教授团队呼吸与危重症疾病病例精解/向平超主编. —北京：科学技术文献出版社，2020.9（2021.4重印）

ISBN 978-7-5189-6541-0

Ⅰ.①向… Ⅱ.①向… Ⅲ.①呼吸系统疾病—险症—病案 Ⅳ.① R56

中国版本图书馆 CIP 数据核字（2020）第 048265 号

向平超教授团队呼吸与危重症疾病病例精解

策划编辑：程 寒 责任编辑：帅莎莎 程 寒 责任校对：王瑞瑞 责任出版：张志平

出 版 者	科学技术文献出版社
地 址	北京市复兴路 15 号 邮编 100038
编 务 部	（010）58882938，58882087（传真）
发 行 部	（010）58882868，58882870（传真）
邮 购 部	（010）58882873
官 方 网 址	www.stdp.com.cn
发 行 者	科学技术文献出版社发行 全国各地新华书店经销
印 刷 者	北京虎彩文化传播有限公司
版 次	2020 年 9 月第 1 版 2021 年 4 月第 2 次印刷
开 本	787×1092 1/16
字 数	158 千
印 张	13.75
书 号	ISBN 978-7-5189-6541-0
定 价	98.00 元

编 委 会

主　　　编　向平超

副 主 编　郭伟安　宋丽萍　时延伟

编　　　者　（按姓氏拼音排序）

郭伟安　雷　涛　沈大红　时延伟　宋丽萍

孙培培　吴蓉菊　向平超　闫　维　张　克

张　硕　赵　璨　周　婷　周玉娇　朱卫京

主 编 简 介

向平超，主任医师，硕士研究生导师，北京大学首钢医院党委书记兼呼吸与危重症医学科主任。

北京肿瘤防治研究会内镜分委会副主任委员、中国医师协会内科培训指导委员会常委、北京医学会呼吸病学委员会委员、北京医学会呼吸内镜与介入学分会委员会委员、中国医疗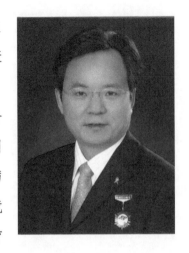保健国际交流促进会中老年医疗保健分会委员、中国中药协会呼吸病药物研究专业委员会常委、北京市医疗事故鉴定专家组成员；《中国医学前沿杂志（电子版）》《中华临床医师杂志（电子版）》审稿人；北京协和医学院和西藏大学硕士研究生导师。

主要研究方向为慢性阻塞性肺疾病、呼吸衰竭、哮喘等，擅长"无创机械通气治疗呼吸衰竭"技术，并且作为分中心课题负责人之一，曾参与国家"八五""九五""十三五"慢性阻塞性肺疾病科技攻关课题，并获得北京市科技进步奖。作为全国肺血栓栓塞症防治协作组的第一批成员单位参与肺栓塞的研究，制订出我国肺栓塞的诊治规范共识。目前承担国家重点研究课题、首发基金课题、北京市科委课题、北京市石景山区重点学科等多项研究项目课题。另外，作为主要研究者曾参与6项慢性阻塞性肺疾病方面的药物临床试验研究，其中国际多中心项目5项。发表SCI收录论文2篇，核心期刊论文20余篇，获得2项部级医学奖。

前　言

随着社会的发展及医学诊疗技术的进步，人类对疾病的认识也在不断深入。对临床医师而言，在临床诊疗过程中需要不断地更新知识与拓宽思路，不仅要掌握丰富的理论知识，还要具备丰富的临床实践经验，其中通过对临床病例的分析、归纳、总结，吸取诊治过程中的经验教训，有助于提高临床医师的理论知识与诊疗水平。

呼吸系统疾病涉及诸多可危害人类健康与生命的疾病，包括肺部感染、气道疾病、肺部肿瘤、胸膜疾病、肺血管疾病、间质性肺疾病等多种类型。除了常见病及多发病外，还涉及很多的疑难病和少见病，其中一些疑难病、少见病由于临床表现不典型、病情危重复杂、需要特殊检查手段等因素，给临床诊治工作带来极大困难。部分呼吸系统疾病需要临床、影像、检验、病理等多学科的协作才能做出正确的诊断，如何选择正确的检查项目也需要借助丰富的临床经验。为提高广大临床医师对呼吸系统疾病的认识，提高诊疗水平，本书选取了呼吸科临床工作中遇到的一些病例进行总结分析，其中不少病例是疑难病和少见病，同时还涉及一些与其他学科相交叉的病例。每个病例分为三部分进行介绍：①病历摘要：包括主诉、现病史、既往史、辅助检查、诊断、治疗过程。②病例分析：包括病例特点、诊疗思路。③疾病介绍。本书通过临床实例，理论与实际相结合，以提供相应的诊疗思路供读者参考、借鉴，同时通过参考相关文献，多角度、详尽地对相关疾病进行了系统的介绍，希望能对读者起到拓宽临床视野、提高分析判断能力的目的，在处理临床上遇到的类似疾病时能起到一定的启发、指导作用。

　　本书所提供的病例均为一线临床医师整理，由于编者水平所限，书中内容难免有纰漏，希望广大读者提出宝贵意见，多予批评指正。

向平超

2020 年 6 月 19 日

目 录

病例1
军团菌肺炎1例

病历摘要

患者女性，29岁，主因"发热伴咳嗽1周"于2017年7月30日收入院。

患者于1周前受凉、劳累后出现发热，体温最高达40.5℃，伴有畏寒，时有寒战，伴咳嗽，无痰，伴咽痛，时有心悸，无头痛、鼻塞、流涕，无四肢、肌肉酸痛，无胸闷、憋气，无胸痛、咯血，无盗汗等症状。就诊于外院，化验血中性粒细胞比例及C-反应蛋白（C-reactive protein，CRP）升高，胸部X线片提示双下肺纹理稍重，给予头孢美唑抗感染及对症支持等治疗5天，效果不佳。患者仍持续高热，体温波动在38.5~40.0℃，有时出现幻觉，入院前1日就诊于我院急诊，化验血中性粒细胞比例、CRP、PCT仍高。

笔记

胸 CT 提示两肺炎性病变，右肺中叶为著，右侧少量胸腔积液。给予头孢哌酮钠舒巴坦钠联合阿奇霉素抗感染及化痰、退热等药物治疗，体温较前稍有下降。病程中患者无皮疹，无腹痛、腹泻、呕血及黑便，无尿频、尿急、尿痛，有口干，无眼干、光过敏、大量脱发，无意识丧失及肢体抽搐。自发病以来，患者精神、食欲欠佳，大小便正常，体重近期无明显变化。

既往体健，无肺部疾病史，否认肝炎、结核史，无吸烟史，无粉尘、放射性物质、毒物等接触史，无发热患者接触史，无外地旅行史，家中未饲养宠物及鸟类。育有 1 子，目前处于哺乳期。

入院查体

T 36.5 ℃，P 78 次/分，R 23 次/分，BP 120/70 mmHg。神志清，精神稍差，全身浅表淋巴结未及肿大。口唇无发绀，咽无红肿，扁桃体无肿大。双肺呼吸音粗，右侧较左侧呼吸音低，双肺未闻及干湿性啰音。心界不大，心率 78 次/分，律齐，各瓣膜听诊区未闻及杂音。腹软，无压痛、反跳痛，未触及肿块，肝脾未及，双下肢无水肿。

实验室检查

2017 年 7 月 25 日外院

血常规：WBC 4.1×10^9/L，NE% 73.9%，HGB 123 g/L，PLT 104×10^9/L，EO% 0。胸部 X 线片：双下肺纹理稍重。

2017 年 7 月 29 日我院急诊

血气分析（吸氧 2 L/min）：pH 7.449，$PaCO_2$ 34.3 mmHg，PaO_2 85.1 mmHg（OI：293），BE 0.4 mmol/L，SaO_2 97.2%。血常规：WBC 3.3×10^9/L，NE% 76.8%，HGB 110 g/L，PLT 114×10^9/L，EO% 0；生化检查：ALT 95 IU/L，AST 128 IU/L，ALB 38.6 g/L，LDH 520 U/L，CK 1788 U/L，CK - MB 26 U/L，Cr 74.8 μmol/L，

BUN 2. 72 mmol/L，Na 134 mmol/L，CRP 125. 14 mg/L，BNP 379 pg/mL，PCT 0. 361 μg/L。胸 CT 平扫（图 1 - 1）：两肺炎性病变，右肺中叶为著，右侧少量胸腔积液。

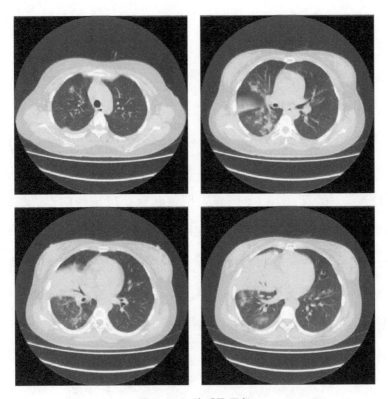

图 1 - 1 胸 CT 平扫

入院后患者仍反复高热，体温最高 40 ℃，出现肌痛、头痛，伴憋气、胸痛，纳差、恶心、呕吐，间断有幻觉，查体有呼吸急促、相对缓脉。继续完善相关化验检查：血气分析（吸氧 2 L/min）：pH 7. 464 ↑，PaO_2 69. 7 mmHg ↓，SaO_2 95. 2%，$PaCO_2$ 32. 3 mmHg（OI：240）；血常规：WBC 5. 7 × 10^9/L，NE% 85. 9% ↑，EO% 0. 3%，HGB 117 g/L，PLT 195 × 10^9/L；生化检查：CRP 255. 65 mg/L ↑，ALT 144 IU/L ↑，AST 128 IU/L ↑，ALB 31. 2 g/L ↓，LDH 793 U/L ↑，HBDH 535 U/L ↑，CK 1456 U/L ↑，BUN 3. 77 mmol/L，Cr

54 μmol/L，Na 136 mmol/L↓，Cl 96 mmol/L↓，P 1.08 mmol/L，PCT 0.519 μg/L↑；尿常规：蛋白质(1 +)↑，潜血(5 +)↑，红细胞(仪器镜检) 10.8/HP↑；ESR 79 mm/h↑；铁蛋白 1057.62 ng/mL↑；甲状腺功能检查(以下简称甲功)：T3 0.52 ng/mL↓，FT3 1.31 pg/mL↓；肿瘤标志物：CA − 125 79.2 U/mL↑，CA − 242 34.74 U/mL↑，CYFRA21 − 1 8.37 ng/mL↑，SCC 10.81 ng/mL↑；便常规、乙肝五项、输血三项、ANA、ENA 谱阴性；心电图：窦性心律，正常心电图；腹部 B 超：未见明显异常。床旁胸部 X 线片（图 1 − 2）：两肺炎性病变，以右肺为著；右侧胸腔积液。痰培养未见致病菌，痰抗酸杆菌、真菌阴性；血培养未见致病菌；巨细胞病毒、柯萨奇病毒及 EB 病毒（Epstein − Barr virus，EBV）抗体均为阴性；甲型流感病毒、乙型流感病毒抗原筛查阴性；结核感染 T 细胞检测、结核抗体、肺炎支原体抗体均阴性；血 G 试验、GM 试验阴性；尿军团菌抗原检测阴性；血清嗜肺军团菌抗体检测（ELISA 法）：弱阳性。

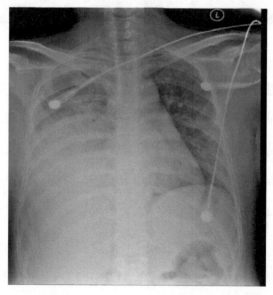

图 1 − 2 床旁胸部 X 线片（2017 年 8 月 2 日入院第 4 天）

诊断

军团菌肺炎，Ⅰ型呼吸衰竭。

治疗过程

入院后给予吸氧，比阿培南联合莫西沙星静脉滴注广谱高效抗感染，雾化吸入用乙酰半胱氨酸祛痰，还原型谷胱甘肽、葡醛内酯保肝及退热、对症支持等治疗。入院第5天患者体温高峰开始下降，第7天起体温恢复正常，症状逐渐改善。但复查胸CT（图1-3）两肺炎症较前进展，右侧胸腔积液较前增多。患者拒绝气管镜检查及胸腔穿刺化验，继续抗感染治疗。诊断军团菌肺炎后抗生素调整为乳酸左氧氟沙星静脉滴注。患者未再发热，复查血中性粒细胞比例、CRP、PCT及肌酶等指标逐渐下降至恢复正常，2017年8月17

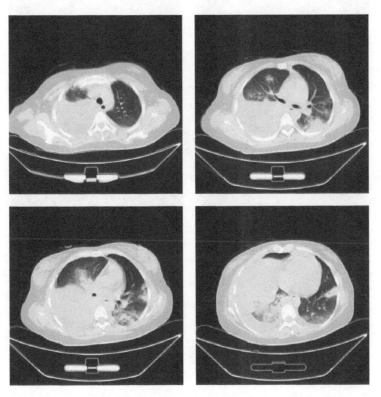

图1-3　胸部CT平扫（2017年8月7日入院第9天）

日复查胸 CT（图 1 - 4）两肺炎症较前吸收，病情好转出院。入院前后针对军团菌抗感染总疗程 21 天。出院后 25 天随访肺 CT（图 1 - 5）两肺炎症基本吸收，右肺中叶遗留小片条索影。

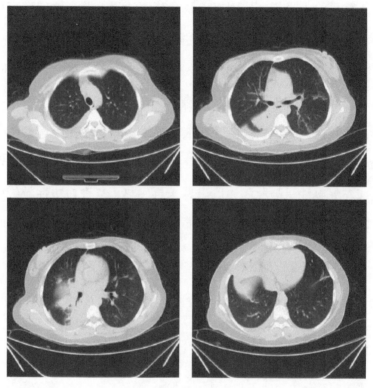

图 1 - 4　胸部 CT（2017 年 8 月 17 日入院第 19 天）

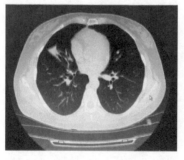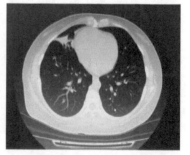

图 1 - 5　胸部 CT（2017 年 9 月 15 日出院后第 25 天）

病例分析

病例特点

1. 青年女性，受凉、劳累后急性起病；疾病进展较快。

2. 症状上表现为高热，伴畏寒、寒战，咳嗽、少痰，胸痛，憋气，恶心、呕吐，有幻觉。

3. 体征存在相对缓脉。

4. 头孢类抗生素治疗无效。

5. 实验室检查：白细胞不高，红细胞沉降率增快，尿蛋白阳性，尿红细胞增多，低钠血症，转氨酶及肌酶谱升高，铁蛋白升高。

6. 影像学：多形态病变，多叶分布，影像学与临床症状不一致。

7. 诊断性检测：血清嗜肺军团菌抗体检测（ELISA法）阳性。

诊疗思路

本例患者社区发病，有肺炎的相关临床表现，包括发热、咳嗽、呼吸困难及胸痛，胸部影像学有新出现的斑片浸润影及实变影，伴胸腔积液，符合社区获得性肺炎（community acquired pneumonia, CAP）的诊断标准。患者为青年女性，既往无基础疾病，病原学首先考虑肺炎链球菌、肺炎支原体、流感嗜血杆菌、肺炎衣原体等，外院给予二代头孢类抗生素静脉滴注治疗，但效果不佳。患者仍持续高热，且症状加重，初始治疗失败，需考虑初始治疗未覆盖致病菌、耐药菌感染，特殊微生物感染及非感染性疾病的可能，或出现局部或全身并发症。所以入院后予抗生素升级，同时联合应用呼吸喹诺酮覆盖非典型病原体。结合患者伴有神经及消化系统症状，肝功能异常，存在相对缓脉，血白细胞不高、低钠血症、铁蛋白明显升高，临床上虑到了军团菌肺炎的可能。关于军团菌的检测方法，国内仍以检测血清抗体为主。患者血清嗜肺军团菌抗体检测（ELISA 法）阳性，由于检测方法的限制无法进行定量。但综合患者的症状、体征，以及影像学的滞后性，即临床症状缓解后影像学仍在进展，喹诺酮类抗生素治疗有效，考虑军团菌肺炎的诊断是成立的。患者为青年，既往无基础疾病，非军团菌肺炎的高危人群，考虑与其处于哺乳期、劳累导致免疫力低下有关。

疾病介绍

军团菌肺炎（legionella pneumonia，LP）是由嗜肺军团菌引起的以肺炎为主要表现，常伴有心、脑、肠、肾、肝等脏器受累的一种感染性疾病，病情进展快，在临床上容易被误诊、误治，病死率很高。国内资料显示，军团菌肺炎在 CAP 中所占比例为 5%。军团菌肺炎常发展为重症，住院的军团菌感染者近 50% 需入住 ICU，病死率达 5% ~ 30%。易感人群包括老年、男性及吸烟者、伴有慢性心肺基础疾病、糖尿病、恶性肿瘤、免疫抑制、应用肿瘤坏死因子 - α 拮抗剂的人群。流行病学史包括接触被污染的空调或空调冷却塔及被污染的饮用水、温泉洗浴、园艺工作、管道修理、军团菌病源地旅游史等。

当成人 CAP 患者出现伴相对缓脉的发热、急性发作性头痛、非药物引发的意识障碍或嗜睡、非药物引起的腹泻、休克、急性肝肾功能损伤、低钠血症、低磷血症、铁蛋白升高、对 β - 内酰胺类抗菌药物无应答时，要考虑到军团菌肺炎的可能。军团菌肺炎胸部影像相对特异性的表现是磨玻璃影中混杂着边缘相对清晰的实变影；肺内渗出多为单侧，危险因素多、机体状况差的更易累及双侧。疾病进展中新发的胸腔积液常出现于第1周；空洞可延迟至入院接受适当治疗后14天形成，可以破裂形成脓胸或支气管胸膜瘘。虽然临床症状改善，影像学在短时间内仍有进展（1周内），或肺部浸润影几周甚至几个月后才完全吸收也是军团菌肺炎的影像学特点。

军团菌的检测方法有很多，包括分离培养、抗体检测、直接荧光免疫、尿抗原检测、核酸检测、流式细胞仪检测技术等。可作为病原学确定诊断依据的检测结果包括：①合格下呼吸道标本、胸腔积液、支气管黏膜活检标本或肺活检标本分离培养到军团菌；②LP－1型尿抗原检测（ICT法）阳性；③急性期和恢复期双份血清LP－1型特异性抗体滴度呈4倍或4倍以上变化。对病原学诊断具有重要参考意义的检测结果包括：①单份血清LP－1型特异性抗体滴度达到阳性标准；②除LP－1型以外的其他嗜肺军团菌血清或其他军团菌属双份血清特异性抗体滴度4倍或4倍以上升高；③合格下呼吸道标本、胸腔积液、支气管黏膜活检标本或肺活检标本嗜肺军团菌抗原检测（DFA法）阳性；④合格下呼吸道标本、胸腔积液、支气管黏膜活检标本或肺活检标本军团菌属核酸检测阳性。

对于免疫功能正常的轻、中度军团菌肺炎患者，可采用大环内酯类、呼吸喹诺酮类或多西环素单药治疗；对于重症病例、单药治疗失败、免疫功能低下的患者建议喹诺酮类药物联合利福平或大环内酯类药物治疗。

军团菌肺炎病死率受临床表现的严重性、免疫指标、感染源（社区获得或院内获得）、最初的治疗等多方面的影响。提示预后差的指征有入院时APACHEⅡ评分＞15、需要气管内插管、高龄、合并肾脏疾病、恶性肿瘤、免疫抑制、LP－6感染、合并其他细菌

9

（如肺炎链球菌）感染、治疗延误等。

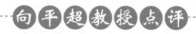

　　军团菌是引起散发和流行性社区获得性肺炎的主要病原之一。军团菌肺炎病情进展快，常发展为重症，在临床上容易被误诊、误治，病死率较高。易感人群包括老年、男性及吸烟者，伴有慢性心肺基础疾病、糖尿病、恶性肿瘤、免疫抑制、应用肿瘤坏死因子－α拮抗剂的人群等。军团菌肺炎早期即可发生肺外多系统受累，尤其是消化道和神经系统，少数可出现急性肾功能衰竭、间质性肾炎、DIC 和感染性休克等。治疗主要是大环内酯类、呼吸喹诺酮类和四环素类药物。不适当的初始治疗明显增加军团菌肺炎患者的病死率。当临床上遇到合并肺外症状、进展较快的肺炎时需要考虑到军团菌肺炎的可能。

参考文献

1. 中华医学会呼吸病学分会. 中国成人社区获得性肺炎诊断和治疗指南（2016版）. 中华结核和呼吸杂志, 2016, 39（4）：253 － 279.

2. GERSHENGORN H B, KEENE A, DZIERBA A I, et al. The association of antibiotic treatment regimen and hospital mortality in patients hospitalized with legionella pneumonia. Clin Infect Dis, 2015, 60（11）：e66 － e79.

3. PHIN N, PARRY － FORD F, HARRISON T, et al. Epidemiology and clinical management of Legionnaires' disease. Lancet Infect Dis, 2014, 14（10）：1011 － 1021.

（呼吸与危重症医学科　赵璨）

笔记

病例2
社区获得性耐甲氧西林
金黄色葡萄球菌肺炎1例

病历摘要

患者男性，81岁，主诉：慢性咳嗽、咳痰5年余，加重10日。

患者慢性咳嗽、咳痰5年余。每年均可发作，冬春季明显，持续时间3~4个月。曾查肺功能示阻塞性通气功能障碍，诊断为"慢性阻塞性肺疾病"。入院前10日患者受凉后咳、喘加重，黄白色黏痰，量较多，不易咳出。发热，体温38.5℃，畏寒，无明显寒战，平静时仍觉喘憋，无胸痛、咯血、盗汗。双下肢不肿。就诊于河北省某县医院呼吸科，先后予头孢米诺、亚胺培南西司他丁钠等抗感染、平喘治疗效果不佳。患者症状进行性加重，SpO_2降至80%~85%，转入我院RICU治疗。患者自发病来精神、食欲欠佳，大小便正常，体重较前有所下降。

11

既往高血压、冠心病、脑梗死病史，右侧肢体活动不便。否认其他慢性疾病病史。吸烟史20余年，10~20支/日，已戒3年。无其他不良嗜好。无长期粉尘接触史。否认家族性、遗传性疾病史。

入院查体

T 37.8 ℃，R 25 次/分，BP 130/70 mmHg。神志清楚。全身浅表淋巴结未及肿大。口唇轻度发绀。桶状胸，两肺叩诊过清音，双肺呼吸音低，双肺可闻及干湿性啰音，心界不大，心率120 次/分，律齐，各瓣膜区未闻及病理性杂音，腹部平软，未见胃型、肠型及蠕动波；无压痛、反跳痛及肌紧张，未及包块，肝、脾肋下未触及；腹部叩诊鼓音，移动性浊音阴性；双下肢无水肿。

实验室检查

血常规：WBC 17.5×10^9/L，NE% 96.8%，LY% 2.1%，EO% 0.5%，HGB 113 g/L，PLT 250×10^9/L。PCT 2.45 μg/L，CRP 73 mg/L，NT-proBNP 8015 pg/mL。APTT 43.4 s，PT 15.2 s，FIB 5.16 g/L，D-二聚体3.1 mg/L。黄疸常规：TBIL 21 mmol/L，DBIL 8.7 mmol/L。动脉血气分析：pH 7.35，$PaCO_2$ 59 mmHg，PaO_2 67 mmHg，Lac 3.3 mmol/L（FiO_2 40%）。支原体抗体阴性，自身抗体、抗中性粒细胞胞浆抗体阴性。T-spot 阴性。G 试验、GM 试验阴性。肺癌标志物：CEA 5.6 ng/mL，余项正常。动态 ESR 53 mm/h。甲功五项：T3、FT3 偏低，T4、FT4、TSH 正常。腹部超声未见异常。超声心动图：室间隔局部增厚，主动脉瓣钙化伴轻度反流，左室舒张功能减低。痰培养：鲍曼不动杆菌，未见真菌及抗酸杆菌。血培养正常。肺部 CT 提示慢性支气管炎，两肺多发空洞性病变，左下支气管扩张，右侧少量胸腔积液（图2-1）。予美罗培南联合米诺环素抗感染及无创机械通气治疗，效果不佳，患者自主咳痰能力弱，持续发热，体温37~38 ℃，呼吸衰竭进行性加重，嗜睡。动脉血气分析：pH 7.322，

PaO_2 65.2 mmHg，$PaCO_2$ 80.4 mmHg，BE 11.8 mmol/L。予气管插管机械通气治疗。支气管镜检查：两侧支气管黏膜充血、水肿，各叶段管腔内大量黄白色黏稠分泌物。支气管刷片可见大量中性粒细胞及纤毛柱状上皮细胞，未见肿瘤细胞。肺泡灌洗液：大量炎性细胞，未见肿瘤细胞。支气管镜灌洗液：耐甲氧西林金黄色葡萄球菌（methicillin resistant staphylococcus aureus，MRSA），未见真菌及抗酸杆菌。

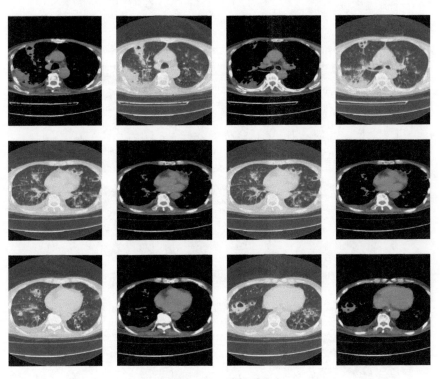

图2-1　肺部CT

诊断

社区获得性耐甲氧西林金黄色葡萄球菌肺炎。

治疗过程

加用万古霉素0.5 g ivgtt q8h。患者体温逐渐正常，呼吸道分泌物较前减少，上机3周后拔除气管插管，无创序贯通气，复查CT两肺空洞性病变明显吸收（图2-2）。出院后3个月复查，两肺空洞病变消失（图2-3）。

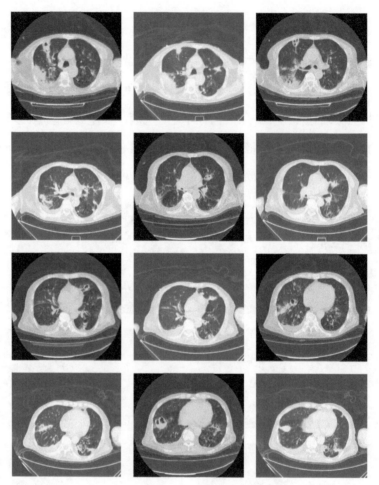

图2-2 胸部CT：两肺空洞性病变基本闭合

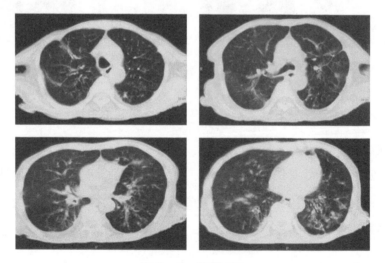

图2-3 胸部CT

🔬 病例分析

病例特点

1. 患者为老年男性，有长期吸烟史，既往慢性阻塞性肺疾病、冠心病、高血压、脑梗死病史。

2. 查体：桶状胸，两肺叩诊过清音，双肺呼吸音低，双肺可闻及干湿性啰音，心界不大，心率 120 次/分，腹软，无压痛，双下肢不肿。

3. 实验室检查：白细胞、中性粒细胞、PCT 增高明显。动脉血气分析示 II 型呼吸衰竭。

4. CT：慢性支气管炎，两肺多发空洞性病变，左下支气管扩张。

5. 痰培养：鲍曼不动杆菌，未见真菌及抗酸杆菌。予美罗培南联合米诺环素抗感染及无创机械通气治疗，效果不佳，患者自主咳痰能力弱，持续发热，呼吸衰竭进行性加重，嗜睡，予气管插管机械通气治疗。

6. 支气管镜检查：两侧支气管黏膜充血、水肿，各叶段管腔内大量黄白色黏稠分泌物。支气管刷片可见大量中性粒细胞及纤毛柱状上皮细胞，未见肿瘤细胞。肺泡灌洗液：大量炎性细胞，未见肿瘤细胞。支气管镜灌洗液：金黄色葡萄球菌，未见真菌及抗酸杆菌。

7. 加用万古霉素 0.5 g ivgtt q8h，患者体温逐渐正常，呼吸道分泌物较前减少，成功脱机，复查 CT 两肺空洞性病变吸收。

诊疗思路

肺部多发空洞性病变按病因学分为肿瘤性疾病、感染性疾病及

笔记

肺血管性疾病等。肿瘤性疾病及感染性疾病最为常见。肿瘤性疾病主要为转移瘤及淋巴瘤。感染性疾病常见为细菌、结核菌及真菌感染所致。也可见于一些少见疾病，如肉芽肿性疾病（肉芽肿性多血管炎、结节病、嗜酸性肉芽肿）、寄生虫病（肺吸虫）、胶原血管疾病（类风湿肺结节）等。

常见肺部多发空洞性病变影像鉴别诊断

1. 肺结核

肺结核病变在两肺尖后段和下叶背段较多，空洞大小不均，可为薄壁及厚壁，多为偏心性，多有引流支气管，周围有卫星灶。虫蚀样空洞多见于干酪性肺炎。

2. 转移瘤

转移瘤肺内多发的空洞往往合并多发结节，大小不等，边缘清楚，空洞壁厚薄不一、光滑均匀，空洞与结节在总体分布上具有随机分布的特点。

3. 多发性肺脓肿

多发性肺脓肿的空洞大小均匀或不均匀、空洞壁多较厚，洞内可有液平、肺内合并有多发斑片影。

4. 真菌

真菌以隐球菌及曲霉菌较多见，空洞外缘模糊，可有晕征，隐球空洞缺乏特异性，多位于肺野外周靠近胸膜下，曲霉菌空洞内可见菌丝及曲霉球。

5. 肉芽肿性多血管炎

肉芽肿性多血管炎多为较大的结节内发生空洞，多在 2 cm 以上的病灶发生。洞壁厚薄不均，内壁多不光整，其中环形空洞被认为是 Wegner 肉芽肿的特征性表现，病灶可呈游走性变化。

疾病介绍

社区获得性肺炎致病原的组成和耐药特性在不同国家、地区之间存在着明显差异。目前国内多项成人 CAP 流行病学调查结果显示，肺炎支原体和肺炎链球菌是我国成人 CAP 的重要致病原。其他常见病原体包括流感嗜血杆菌、肺炎衣原体、肺炎克雷伯菌及金黄色葡萄球菌。但社区获得性耐甲氧西林金黄色葡萄球菌肺炎病例报道相对较少，且往往发生在更年轻且更健康的患者人群中。但近年来，由于人口老龄化等原因，免疫受损的人群增多，社区获得性耐甲氧西林金黄色葡萄球菌肺炎病例报道日益增多。社区获得性耐甲氧西林金黄色葡萄球菌（community – acquired MRSA，CA – MRSA）肺炎指肺炎患者在门诊或入院 48 h 内分离出 MRSA 菌株，并且在 1 年内无住院或与医疗机构接触史，无 MRSA 感染或定植史，无留置导管和其他经皮医用装置使用史。研究显示，CA – MRSA 肺炎易感人群包括吸烟、慢性阻塞性肺疾病、吸毒、近期患流感或病毒性疾病、年龄 <30 岁或 ≥79 岁、阿尔茨海默病。CA – MRSA 肺炎病情进展迅速，病死率可高达 41.1%。其临床症状包括类流感症状、发热、咳嗽、胸痛、胃肠道症状、皮疹，严重者可出现咯血、意识模糊、急性呼吸窘迫综合征、多器官衰竭、休克等重症肺炎表现。也可并发酸中毒、弥散性血管内凝血、深静脉血栓、气胸或脓胸、肺气囊、肺脓肿及急性坏死性肺炎。CA – MRSA 肺炎影像学特征早期表现为小灶性浸润，可迅速进展，表现为单侧或双侧实变或浸润影。可出现空洞、胸腔积液、气囊肿和气胸等。CA – MRSA 肺炎确诊需要有病原学依据。气管分泌物的培养结果对诊断的参考价值不如支气管肺泡灌洗液。糖肽类或利奈唑胺是 CA – MRSA 肺炎的首

笔记

选药物。疗程根据感染的严重程度不同而有 7 ~ 21 天，中重度肺炎通常疗程需要 2 ~ 3 周，最长可用至 28 天。合并脓胸患者，抗MRSA 治疗的同时应及早胸腔引流。对于危重患者，早期识别、早期诊断，尽早开展恰当的经验性抗菌治疗，对降低患者病死率尤为重要。

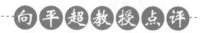

向平超教授点评

社区获得性耐甲氧西林金黄色葡萄球菌肺炎相对较为少见，但近些年发病例数呈上升趋势。社区获得性耐甲氧西林金黄色葡萄球菌肺炎容易发展为重症肺炎，故早期识别、正确处理至关重要。

参考文献

1. 中华医学会呼吸病学分会. 中国成人社区获得性肺炎诊断和治疗指南（2016 年版）. 中华结核和呼吸杂志, 2016, 39（4）: 253 – 279.

2. 尚杰, 梁德玲, 严仔敦, 等. 耐甲氧西林金黄色葡萄球菌肺炎患者危险因素与耐药性分析. 中华医院感染学杂志, 2015, 25（5）: 972 – 974.

3. 刘斌, 刘又宁. 耐甲氧西林金黄色葡萄球菌肺炎的诊断与治疗. 中华内科杂志, 2015, 54（1）: 63 – 65.

4. 任红, 宋美君. 社区获得性耐甲氧西林金黄色葡萄球菌肺炎研究进展. 现代实用医学, 2014, 26（1）: 4 – 5.

（呼吸与危重症医学科　张硕）

病例 3
慢性阻塞性肺疾病合并
侵袭性肺曲霉菌病 1 例

病历摘要

患者男性，55 岁，主因"慢性咳喘 15 年，加重 1 周"入院。

患者于入院前 15 余年受凉后出现咳嗽、咳痰，自服消炎、止咳药后症状缓解。后症状反复发作，白痰为主。逐渐出现喘息，以活动后气短为主。咳、喘发作多与受凉等因素有关，偶与闻异味等因素有关。喘息发作前无明显流涕、打喷嚏等前驱症状。咳、喘每年均可发作，冬春季明显，白痰为主。每年发病时间累计约三四个月。平素咳喘加重时于社区医院输注"抗生素、激素"治疗后可好转。半年前曾于我院住院治疗，肺功能提示极重度阻塞性通气功能障碍，明确诊断为慢性阻塞性肺疾病（chronic obstructive pulmonary disease，COPD），期间考虑其对舒利迭过敏未规律使用。患者入院

19

前1周无明显诱因再次出现咳嗽、咳痰加重，痰量较多，大量黄色黏痰，伴有喘憋明显，夜间为重，强迫坐位，伴有寒战、高热，体温最高39.0℃，就诊于社区医院给予阿奇霉素及激素静脉滴注6天未觉明显好转，仍有发热，喘憋进一步加重，来我院急诊查心肌酶阳性，心电图未见明确动态改变，胸部CT提示两肺炎性病变，为进一步诊治而入院。此次发病以来无胸痛、咯血，无腹痛、腹泻、呕吐，无呕血、黑便，无尿频、尿急、尿痛，无意识障碍。无关节肿痛。精神、食欲差，睡眠欠佳，大小便如常，体重无明显改变。

既往有冠状动脉粥样硬化性心脏病、过敏性鼻炎病史。否认药物、食物过敏史。有长期大量吸烟史。婚育史及家族史无特殊。胸部CT见图3-1。

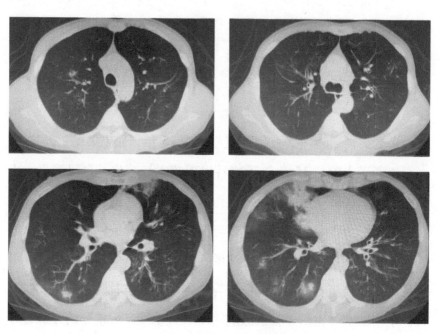

图3-1 胸部CT：双肺散在斑片状密度增高影

入院查体

体型偏瘦，轮椅推入病房，强迫坐位，神清，喘憋貌，言语勉强成句，查体欠合作，浅表淋巴结未触及肿大。桶状胸，双肺呼吸音低，可闻及散在干湿性啰音，心率115次/分，律齐，未闻及杂音，腹软，无压痛，双下肢无水肿。

实验室检查

血气分析：pH 7.387，$PaCO_2$ 38.6 mmHg，PaO_2 68.2 mmHg，BE −2.0 mmol/L，SpO_2 96%。血常规：WBC 17.7×10^9/L，NE% 74.1%，HGB 127 g/L，PLT 190×10^9/L。生化检查：ALT 54 IU/L，AST 68 IU/L，CK 476 U/L，CK−MB 22 U/L，Cr 113.5 μmol/L，Na 132 mmol/L，Cl 96 mmol/L，肌红蛋白阳性。ESR 77 mm/h。凝血功能检查：D−二聚体 3.5 mg/L，FDP 9.9 mg/L。PCT 11.330 μg/L，BNP 508 pg/mL。血清支原体抗体、结核抗体均为阴性，G试验、GM试验均为阴性。痰涂片：未找到致病菌。心电图：窦性心律，完全性右束支传导阻滞。复查胸部CT见图3−2。

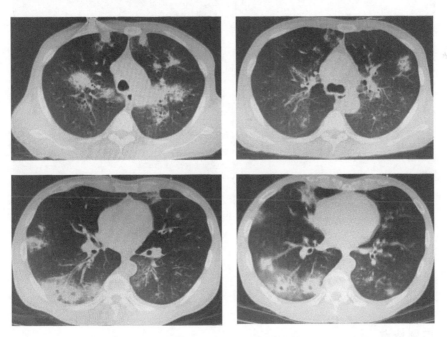

图3−2　胸部CT：双肺多发团片状密度增高影，部分空洞形成

给予完善气管镜检查，镜下可见气管及左主支气管管壁有伪膜附着，气道内散在白色分泌物。支气管镜下右肺中叶内侧段开口活检：支气管黏膜急慢性炎症伴鳞状上皮化生，可见坏死。支气管黏膜刷片可见纤毛柱状上皮细胞及大量中性粒细胞。灌洗液病原学涂片可见曲霉菌。考虑侵袭性肺曲霉菌病。

治疗经过

患者住院期间先后给予哌拉西林舒巴坦钠，比阿培南联合盐酸莫西沙星广谱覆盖抗感染，待侵袭性肺曲霉菌病诊断明确，给予伏立康唑抗真菌治疗，患者体温逐渐恢复正常。复查胸部 CT 见图 3-3。

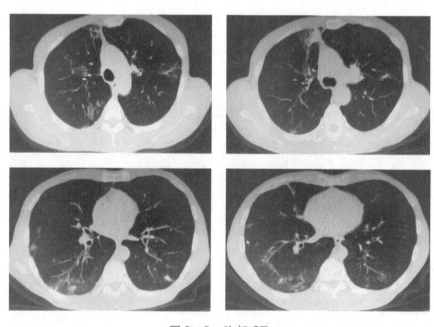

图 3-3　胸部 CT

病例分析

病例特点

1. 中年男性，有慢性阻塞性肺疾病基础，未规律药物治疗，间断应用静脉激素，免疫功能受损。

2. 此次急性加重，伴有发热。

3. 肺部查体可闻及干湿性啰音。

4. 血液一般检查、PCT 等水平明显增高。

5. 气管镜下可见支气管黏膜散在伪膜附着。

6. 支气管肺泡灌洗液镜检可见曲霉菌。

诊疗思路

1. 发热伴肺部阴影的诊疗思路

首先应考虑是否为感染性疾病。肺部感染是发热伴肺部阴影最常见的原因，患者多伴有咳嗽、咳脓性痰，肺部出现干湿性啰音，实验室检查可表现为末梢血白细胞增高、核左移，CRP 和降钙素原增高等实验室指标变化。但是一些非感染性疾病，如肺水肿、肺癌、急性呼吸窘迫综合征、肺不张、肺栓塞、肺嗜酸性粒细胞增多症、结缔组织疾病或血液病的肺部浸润等，同样可有发热和肺部阴影，致使鉴别诊断困难。一般综合血常规评估是否为感染性疾病，尤其是细菌感染血液一般检查及中性粒细胞水平均增高，但病毒、支原体、衣原体、结核和真菌感染时可正常，轻度升高或降低。肺炎时 CRP 水平比非感染性肺部疾病者明显增高，一般认为 CRP 升高超过正常值上限的 3 倍可作为肺炎的诊断标准之一。本例患者发热，双肺多发病变，血液一般检查、PCT 水平明显增高，考虑感染性疾病可能性大，给予常规抗感染治疗效果不佳，需警惕特殊致病菌感染可能。

2. 肺内多发空洞病变的诊疗思路

（1）肺结核：任何的结核空洞都可以为多发性，多为支气管播散肺结核空洞。结核空洞多好发于上叶尖后段及下叶背段，空洞壁可有钙化，病变周围多有卫星病灶。并且常合并结核性胸膜炎表

笔记

现，胸膜肥厚、粘连、钙化。

（2）肺转移瘤：肺内多发的空洞往往合并多发结节。空洞与结节在总体分布上具有随机分布结节的特点，即可位于胸膜下、支气管血管束周围和肺实质内，在各个部位的分布大致相同。病灶的大小不一，病变的密度较为均匀。

（3）血源性多发性肺脓肿：由金黄色葡萄球菌败血症所致，多有急性感染症状，大量脓臭痰，空洞内可有液平。

（4）霉菌：主要见于隐球菌及侵袭性曲霉菌病，后者典型影像学表现为晕征及新月征。

（5）其他疾病：尘肺、寄生虫病（主要见于肺吸虫）、胶原－血管疾病（类风湿结节）、肉芽肿（韦氏肉芽肿、结节病及嗜酸性肉芽肿）、血管性疾病（脓毒性栓子，多由外伤或血管内置留导管所致，引起多发性的小血管栓塞及化脓性炎症和空洞）、恶性淋巴瘤和组织细胞病等。

🗒 疾病介绍

1. 流行病学

不同免疫受损人群由于免疫抑制情况及曲霉菌的环境暴露程度不同使侵袭性肺曲霉菌病（invasive pulmonary aspergillosis，IPA）的发病率有所不同。肺移植患者中 14% 发生 IPA，异体造血干细胞移植受者 28%，粒细胞缺乏患者如果在工程建筑期间处于无保护环境中则 50% 发生 IPA。IPA 的死亡率很高，在粒细胞缺乏患者中达 50%，在造血干细胞移植（hematopoietic stem cell transplantation，HSCT）受者可达 90%。

2. 危险因素

①长期粒细胞缺乏（<500/mm³ 超过 10 d）：粒细胞缺乏是 IPA 最主要的危险因素，IPA 与粒细胞缺乏程度及持续时间相关。据报道，粒细胞缺乏前 3 周每天发生 IPA 的风险为 1%，之后每天的发病风险增加至 4%。②粒细胞功能障碍：主要见于慢性肉芽肿性疾病，IPA 是该类患者的重要死因。③器官移植：实体器官移植尤其是肺移植及 HSCT 是 IPA 重要的危险因素。异体 HSCT 发生 IPA 的风险（2.3%~15.0%）高于自体 HSCT（0.5%~4.0%）。④长期大量使用激素（>3 周）。⑤血液系统恶性病，尤以白血病高危。⑥细胞毒性药物治疗。⑦HIV 感染。该类患者的气管支气管累及较一般 IPA 概率高。

非粒细胞缺乏、非免疫抑制患者也有报道患 IPA，该类患者多同时存在其他肺部疾病或基础病：肺纤维化、囊性纤维化、流行性感冒、空洞性肺结核、哮喘、结节病、支气管扩张、肺部肿瘤、COPD、长期大量饮酒、糖尿病、肝脏疾病、长期小剂量激素治疗、慢性肉芽肿性疾病等。

3. 临床表现

（1）肺炎型：其病理改变主要是急性广泛坏死性出血性肺炎，化脓形成脓肿，或上皮细胞和巨噬细胞组成的肉芽肿。曲霉菌丝在肺组织内增殖并侵入血管，导致坏死性血管炎，造成血栓和菌栓性出血，可导致血性播散。肺部症状无特异性，可出现干咳、胸膜性胸痛、低热、咯血和呼吸困难等。

（2）气管支气管炎型：曲霉菌气管支气管炎较少见，是真菌感染全部或主要局限于气管支气管树。主要见于肺或心肺联合移植的患者，也可见于其他患者。临床表现包括咳嗽、发热、喘息、低氧、咯血，有时会出现呼吸困难甚至呼吸衰竭。纤维支气管镜镜下

笔记

可见真菌生长阻塞主要支气管分支、气管支气管结节斑块或似膜形成。

4. 影像学检查

胸部 X 线表现包括结节斑片影、间质渗出、空洞或肺栓塞样改变，10% 以上的患者早期胸部 X 线检查无异常。CT 在胸部 X 线片有异常发现之前至少 5 天发现病变。典型的表现为"晕征"，其病理基础是肺曲菌破坏肺部小血管，导致肺实质出血性坏死，早期病灶中心坏死，结节被出血区围绕。33%～66% 的 IPA 患者可出现晕征，但它持续时间较短，约 75% 在 1 周内消失。晕征无特异性，其他有侵袭血管特性的真菌和细菌发生肺部感染时均可产生晕征，如梭霉菌属、接合菌、铜绿假单胞菌等。"空气新月征"在起病的 3 周后开始出现，由于其出现时间过晚而限制了它的诊断价值，治疗初期影像学上病变无吸收并不一定预示治疗无反应。Caillot D 等发现临床治疗有效患者的影像学检查在治疗第 1 周仍表现为病变进展，在第 2 周病变基本稳定。

5. 病原学检查

光镜下检查发现具有隔膜的分枝菌丝是深部真菌病的传统诊断方法，但单凭菌丝很难明确真菌种类，需要与曲霉菌鉴别的真菌包括足放线病菌属，镰刀霉及许多其他少见菌。因此，确诊需要曲霉菌培养阳性。血液、痰、支气管肺泡灌洗液、气管或支气管内吸取物、胸腔积液及活检标本等都可进行培养，根据显微镜检标准及菌落颜色可鉴定菌种。曲霉菌培养阳性率低。有报道患 IPA 的获得性免疫缺陷综合征（acquired immune deficiency syndrome，AIDS）患者痰培养阳性率 12%，血培养阳性率低于 5%，支气管肺泡灌洗液（bronchoalveolar lavage fluid，BALF）培养阳性率 40%～50%。痰标本分离出曲霉菌在免疫功能正常者多为曲霉菌局部定植，对于免疫功能受损人群有较高的诊断价值。研究发现,白血病或 HSCT 受者痰检曲霉菌阳性的阳性检测值为80%,但痰检未发现曲霉菌不能除外 IPA。

6. 循环标志物检查

(1)半乳甘露聚糖(galactomannan,GM)是曲霉菌感染宿主组织时来源于菌丝的外抗原,可以通过酶联免疫吸附试验在血清及其他体液中检测到。该试验有助在感染扩散前对 IPA 提供早期诊断(其阳性结果先于临床症状前6天,先于放射学表现前8天,先于病原学检查结果前9天出现)。美国 FDA 已批准将双夹心 ELISA 法检测血清 GM 用于 IPA 的诊断,建议折点:0.5 ng/mL。研究认为 GM 检测对血液系统恶性疾病患者,或异体 HSCT 受者的诊断价值高于实体器官移植或非粒缺患者,其阳性预测值随着人群 IPA 发病概率的升高而升高。多个前瞻性临床研究提示该项检查具有较高的特异性。成人假阳性率约2.5%,儿童10%,新生儿最高83%,但新生儿相关研究资料很有限。假阳性可见于接受某些抗生素治疗的患者,如 β 内酰胺酶抗生素、哌拉西林/他唑巴坦、阿莫西林/克拉维酸、氨苄西林等。另外青霉菌、隐球菌感染也可出现阳性。考虑假阳性的产生可能与交叉反应相关。接受抗真菌药物治疗可降低 GM 检查的敏感性。另外不同菌种的 GM 水平也有所不同:烟曲霉和黄曲霉较低,土曲霉、黑曲霉及构巢曲霉较高。

(2)(1,3)-β-D-葡聚糖[(1,3)-β-D-glucan,BG]是曲霉菌细胞壁上一种主要的多聚糖,可以通过色谱分析而检测,是除接合菌和隐球菌外的真菌特异的组分。该方法可以诊断多种真菌的系统感染,但不能区分感染真菌的种类。目前折点一般定为 BG 水平在至少一份血清标本中≥120 pg/mL 为阳性,其敏感性为50.0%~87.5%。以下情况可出现假阳性:透析、纱布沾染、输注某些血液制品（球蛋白、白蛋白）、含有葡聚糖的药物等。有报道黄疸及高球蛋白血症的患者也可出现假阳性结果。

（3）PCR 检测曲霉菌细胞核物质，一些研究显示 PCR 检查在 IPA 诊断方面的敏感性和特异性分别为 50% ~ 100% 和 89%。肺标本的敏感性比血液标本更高。最近倡议广泛使用真菌 PCR 底物，它能检测 1 ~ 10 pg 的真菌 DNA，从而可以检测更广范围的真菌。PCR 定量分析可以在短时间内定量检测微量的真菌 DNA，同时可以鉴定曲霉菌的种属，故使曲霉菌感染的早期快速准确诊断成为可能；在疾病过程中，还可以动态监测曲霉菌水平，从而监测病情变化和治疗效果；由于 PCR 定量分析检测基因水平的曲霉菌，所以还可以用于耐药及菌株变异的研究。PCR 检测也有一定的局限性：常出现假阳性，不能区分感染及定植，并且需要条件较高的专门配置的实验室，检测费用相对较高，故限制了它的临床使用。

7. 诊断

（1）确诊 IPA：针吸或活检的肺组织标本通过组织病理学或细胞化学检测发现菌丝，同时有相关组织损害证据；或者在临床或影像学提示的感染部位，通过无菌手段获取的 BALF 曲霉菌培养阳性。

（2）临床诊断 IPA：①宿主存在危险因素，如长期粒细胞缺乏或粒细胞功能障碍、器官移植，长期使用激素或免疫抑制剂等；②1 项微生物标准：显微镜检见曲霉菌，痰或 BALF 培养阳性或半乳甘露聚糖阳性；③1 项主要或 2 项次要感染的临床标准：主要标准为 CT 新出现特征性浸润病灶（晕征、空气新月征或实变合并空洞形成）；次要标准为有相关的临床症状（咳嗽、胸痛、咯血或呼吸困难）；胸膜摩擦音；影像学检查新出现尚不符合主要标准的渗出影；胸腔积液。

笔记

（3）拟诊 IPA：①宿主存在危险因素；②符合 1 项微生物标准或临床感染标准。该标准无循证医学证据，缺乏前瞻性研究支持，仅用于指导临床及流行病学研究，不宜作为临床是否抗真菌治疗的唯一标准。

8. 治疗

（1）多烯类：两性霉素 B 是传统的 IPA 抗真菌治疗药物，推荐剂量 1 ~ 1.5 mg/(kg·d)；但该药不良反应较明显，如肾毒性、电解质失衡及过敏反应。两性霉素 B 含脂制剂，如两性霉素 B 脂质复合体、两性霉素 B 脂质体毒副作用明显减低，两性霉素 B 脂质复合体推荐剂量 5 ~ 10 mg/(kg·d)，相对两性霉素 B 及其他含脂制剂而言，提高剂量时毒副作用无明显增加；两性霉素 B 脂质体起效较慢，推荐剂量 8 mg/(kg·d)。

（2）三唑类：伊曲康唑是已广泛应用于临床，常用剂量 200 mg，2 次/天，静脉给药。伏立康唑是新一代的广谱三唑类抗真菌药。伏立康唑推荐剂量为首日 6 mg/kg，2 次/天，静脉应用，之后为 4 mg/(kg·d) 1 周后可根据临床情况改为 200 mg，2 次/天，口服。该药不良反应较轻，临床耐受性较好。最常见的不良反应为视觉障碍，可出现视物模糊、畏光、色觉异常等；肝功异常和皮肤反应较少见。泊沙康唑是从伊曲康唑衍生而来，抗菌谱广，毒副作用与其他唑类相似，可作为 IPA 治疗选择。

（3）棘白菌素类：棘白菌素衍生物，如卡泊芬净、米卡芬净是一类全新的治疗 IPA 的有效药物，在两性霉素 B 及其脂制剂型、伊曲康唑治疗失败，或不能耐受两性霉素 B 的患者中，卡泊芬净总有效率为 45%，对于两性霉素 B 不能耐受者治疗有效率为 75%。这类药物通过抑制 β – 1，3 葡聚糖合成酶干扰真菌细胞壁的合成，而不同于多烯类和三唑类药物作用于真菌细胞膜，理论上与其他类药物联合应用可以提高疗效，但尚缺乏前瞻的、随机对照的临床研究证据支持。

（4）外科：手术治疗在 IPA 治疗中作用较小，但对于严重咯血、病变临近大血管或心包，或有潜在大出血风险者可考虑外科手术治疗。

（5）免疫增强治疗：应用集落刺激因子或干扰素可以减轻免疫抑制程度，可以作为 IPA 的辅助治疗。集落刺激因子刺激骨髓产生更多粒细胞，并可增强粒细胞的吞噬活性，理论上对于粒细胞缺乏患者合并 IPA 时有一定的治疗效果。

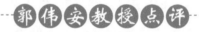

　　COPD 患者继发侵袭性肺曲霉菌病危险因素很多，其中主要的危险因素在于大量应用广谱抗菌药物和糖皮质激素，对于 COPD 患者要特别重视其早期的临床变化及特点，反复检查其气道分泌物，反复采用 CT 检查，观察肺部病变变化对 COPD 继发 IPA 的早期诊治有积极作用，COPD 合并侵袭性肺曲霉菌病易误诊，疾病进展快，死亡风险高，需充分认识其临床特点，提高诊治效率，对于在临床上高度可疑患者不需等待影像学或培养的结果，可以快速开始预防性治疗。

（呼吸与危重症医学科　孙培培）

病例 4
肺癌合并活动性肺结核 1 例

病历摘要

患者男性，81 岁，主诉：慢性咳嗽、咳痰 3 年余，伴喘憋 3 个月，加重 1 周。

患者慢性咳嗽、咳痰 3 年余，冬春季明显，曾查肺功能示阻塞性通气功能障碍，诊断为慢性阻塞性肺疾病。入院前 3 个月患者诱因不明出现喘憋，活动后明显。门诊 CT 示慢性支气管炎，左肺占位伴阻塞性肺炎，左侧少量胸腔积液（图 4-1），未进一步检查明确诊断。患者于入院前 1 周诱因不明咳嗽、咳痰症状加重，咳白痰，量较前增多，无发热，无胸痛、咯血、盗汗。安静状态下仍觉喘憋，双下肢不肿。为进一步诊治于 2018 年 3 月 20 日入院。自发病来精神、食欲欠佳，大小便正常，体重较前有所下降。

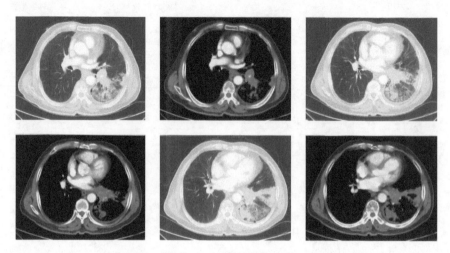

图 4 - 1　胸部增强 CT

　　既往高血压病史 20 余年，平素规律服用降压药物，血压控制稳定。否认其他慢性疾病病史。吸烟史 20 余年，约 20 支/日，已戒 20 余年。无其他不良嗜好。无长期粉尘接触史。否认家族性、遗传性疾病史。

入院查体

　　T 36.8 ℃，R 25 次/分，BP 130/70 mmHg。神志清楚。全身浅表淋巴结未及肿大。口唇无明显发绀。左下肺叩诊浊音，左肺呼吸音低，右肺可闻及少许干性啰音。心界不大，心率 92 次/分，律齐，各瓣膜区未闻及病理性杂音。腹部平软，无压痛、反跳痛及肌紧张，肝、脾肋下未触及；腹部叩诊鼓音，移动性浊音阴性。双下肢无水肿。无明显杵状指。

实验室检查

　　血常规：WBC 8×10^9/L，NE% 80%，LY% 17%，EO% 1%，HGB 123 g/L，PLT 230×10^9/L。PCT 0.205 μg/L，CRP 143 mg/L，NT - proBNP 2305 pg/mL，D - 二聚体 1.1 mg/L。动脉血气分析：pH 7.36，$PaCO_2$ 55 mmHg，PaO_2 60 mmHg，Lac 0.6 mmol/L（FiO_2 30%）。支原体抗体阴性，自身抗体、抗中性粒细胞胞浆抗体阴性。

笔记

T－spot 阴性。肺癌标志物：癌胚抗原 9.6 ng/mL，细胞角质片段21－1 14.38 ng/mL，余项正常。动态 ESR 64 mm/h。甲功五项：T3、FT3 偏低，T4、FT4、TSH 正常。复查胸部 CT：慢性支气管炎，左肺占位，左肺不张，左侧胸腔积液（图 4－2）。腹部超声未见异常。超声心动图：左房扩大，主动脉瓣钙化伴轻度反流，三尖瓣轻度反流，未见心包积液。头颅 MRI 未见异常。全身骨显像未见异常。

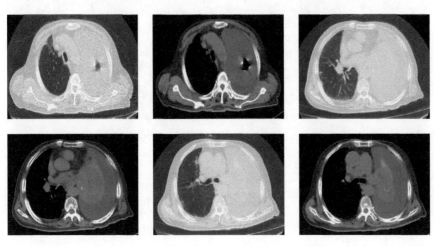

图 4－2　胸部 CT

行胸腔穿刺，胸腔积液检查结果见表 4－1。

表 4－1　胸腔积液检查结果

胸腔积液	检查结果
颜色	黄色
比重	1.028
蛋白定性	阳性
细胞计数	3696/μL
白细胞计数	696/μL
单个核细胞	92%
葡萄糖	5.36 mmol/L
胸腔积液蛋白/血清蛋白	>0.5
胸腔积液乳酸脱氢酶/血清乳酸脱氢酶	>0.6
胸腔积液腺苷脱氨酶	23 U/L
胸腔积液癌胚抗原	6.1 ng/mL

支气管镜检查：剑鞘样气管，左主支气管新生物浸润，管腔狭窄，气管镜不能进入（图 4 - 3）。活检病理为低分化鳞状细胞癌。

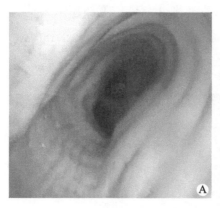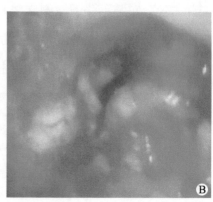

注：A. 气管；B. 左主支气管。

图 4 - 3 支气管镜检查

患者胸腔积液单个核细胞 92%，腺苷脱氨酶偏高，动态红细胞沉降率增快，胸腔积液癌胚抗原＜血清癌胚抗原，不完全除外结核性胸膜炎，故须进一步完善检查明确胸腔积液性质。行内科胸腔镜检查（图 4 - 4）：壁层胸膜炎性改变，可见白色结节，脏层胸膜未见明显结节，脏、壁层胸膜少许粘连。

壁层胸膜病理：大部分为纤维素和炎性渗出物，局灶可见坏死性肉芽肿。抗酸染色阳性。再次行气管镜检查毛刷深入左主支气管刷片：找到抗酸杆菌。

诊断

右肺鳞癌合并肺结核、结核性胸膜炎。

治疗过程

转结核专科医院进一步治疗。

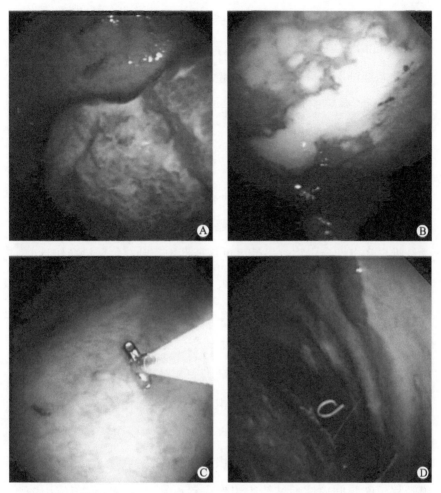

注：A. 脏层胸膜；B. 壁层胸膜炎性改变；C. 壁层胸膜结节；D. 脏、壁层胸膜少许粘连。

图4-4 内科胸腔镜下表现

病例分析

病例特点

1. 老年男性，长期吸烟史，既往慢性阻塞性肺疾病病史。活动后气短，进行性加重。

2. 查体：左下肺叩诊浊音，左肺呼吸音低，右侧可闻及少许干啰音，余阴性。

3. 实验室检查：红细胞沉降率增快，CEA 增高，免疫系统相关检查正常。胸腔积液为渗出液，单个核细胞增高明显，ADA 偏高，动态红细胞沉降率增快，胸腔积液癌胚抗原 < 血清癌胚抗原。

4. CT 检查：慢性支气管炎，左肺占位，左肺不张，左侧胸腔积液。

5. 支气管镜检查：左主支气管新生物浸润，管腔狭窄，气管镜不能进入。病理为低分化鳞癌。

6. 内科胸腔镜检查：壁层胸膜炎性改变，可见白色结节，脏层胸膜未见明显结节，脏、壁层胸膜少许粘连。壁层胸膜病理：大部分为纤维素和炎性渗出物，局灶可见坏死性肉芽肿。抗酸染色阳性。

7. 再次行气管镜检查毛刷深入左主支气管刷片：找到抗酸杆菌。

胸腔积液的鉴别诊断

患者 CT 检查显示左肺占位性病变，经支气管镜活检确诊并不困难。但患者有胸腔积液，需鉴别胸腔积液的性质。胸腔积液可分为渗出性胸腔积液和漏出性胸腔积液。

渗出性胸腔积液的病因按病理生理改变主要包括：①胸膜毛细血管壁通透性增加：肺炎旁胸腔积液、结核性胸膜炎、恶性肿瘤胸膜转移、胸膜间皮瘤、结缔组织疾病等；②壁层胸膜淋巴管引流障碍：恶性肿瘤淋巴管阻塞、淋巴管引流异常等；③损伤所致：胸导管破裂、食管破裂、主动脉破裂等。

漏出性胸腔积液的病因包括：①胸膜毛细血管内静水压升高：充血性心力衰竭、缩窄性心包炎、上腔静脉或奇静脉受阻等；②胸膜毛细血管内胶体渗透压降低：低蛋白血症、肝硬化、肾病综合征、急性肾小球肾炎等。

本例患者胸腔积液，通过 Light 标准进行判断，胸腔积液蛋白/血清蛋白 > 0.5，胸腔积液 LDH/血清 LDH > 0.6，为渗出性胸腔积液。随着肺癌的确诊，首先考虑恶性胸腔积液，但患者胸腔积液单

笔记

个核细胞增高明显，ADA 偏高，动态红细胞沉降率增快，胸腔积液癌胚抗原＜血清癌胚抗原，不完全除外结核性胸膜炎，最终病理证实为结核性胸膜炎。

疾病介绍

　　肺癌和肺结核并存是指先后在同侧肺或不同侧肺内出现病变，经病理学检查和痰结核菌检查确诊为肺癌和肺结核，两种疾病同时存在，其中结核病可以是活动性，也可以是不活动性肺结核。目前肺癌居我国恶性肿瘤发病率的首位，肺癌患者中活动性结核发病率亦呈上升趋势，如两者并发，使病情复杂，容易导致漏诊、误诊，加大治疗难度，尤其是老年患者。

　　肺癌并活动性肺结核好发于有结核病史或影像学有结核病灶证据的患者，男性多见，平均年龄多大于 60 岁，常见的肺部肿瘤组织学类型主要为腺癌和鳞状细胞癌。临床主要表现为咳嗽、咳痰、胸闷、气促、发热、咯血、胸腔积液等非特异性症状；且因肺癌与肺结核共存于一个肺叶的居多，影像上可以相互影响，加大了诊断的难度，因此单从临床症状、影像学检查无法确诊肺癌合并活动性肺结核，实验室检查及病理检查可协助明确诊断，支气管镜、内科胸腔镜检查具有重要的诊断价值。有研究探讨了肺癌合并活动性肺结核的机制，包括肿瘤细胞侵入已愈合的结核病灶会导致结核的再活动；另外，局部肿瘤的多肽、抗原均可能导致肉芽肿微环境的改变及结核分枝杆菌的增殖。肺癌作为一种消耗性疾病，可诱导机体释放免疫抑制因子；手术、放疗、化疗使机体免疫功能下降，增加结核菌感染的概率。肺癌合并活动性肺结核在诊断上易产生漏诊和误诊，同时在治疗上增加困难。因此，临床中应提高对肺癌合并活动性肺结核的警惕性，认识两病并发的可能性。

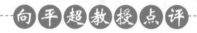

向平超教授点评

　　肺癌合并胸腔积液，临床医师首先想到的就是恶性胸腔积液，实际上还是有一些非恶性胸腔积液的存在，容易误诊。尤其对于非小细胞肺癌患者胸腔积液性质的甄别具有重要的意义。内科胸腔镜对于胸腔积液性质的判断具有重要的临床价值。

参考文献

1. 金晓光，施焕中. 胸腔积液的病因诊断现状. 临床内科杂志，2015, 32 (10)：653 – 656.

2. CHEN W, ZHENG R, BAADE P D, et al. Cancer statistics in China, 2015. CA Cancer J Clin, 2016, 66 (2)：115 – 132.

3. VAROL Y, VAROL U, UNLU M, et al. Primary lung cancer coexisting with active pulmonary tuberculosis. Int J Tuberc Lung Dis, 2014, 18 (9)：1121 – 1125.

4. 陈立东. 肺癌合并活动性肺结核的临床诊治分析. 中国医药指南，2018, 16 (5)：66 – 67.

5. 周媛. 肺结核合并肺癌的病变部位、肺癌的病理分型、肺癌与肺结核之间的关系探讨. 中国医药指南，2017, 15 (29)：144 – 145.

6. JACOBS R E, GU P, CHACHOUA A. Reactivation of pulmonary tuberculosis during cancer treatment. International Journal of Mycobacteriology, 2015, 4 (4)：337 – 340.

7. 魏静，陶媛美慧，付英梅，等. 肺结核与肺癌相互影响的研究进展. 实用肿瘤学杂志，2018, 32 (4)：58 – 61.

8. SHETTY N, NORONHA V, JOSHI A, et al. Diagnostic and treatment dilemma of dual pathology of lung cancer and disseminated tuberculosis. J Clin Oncol, 2014, 32 (6)：e7 – e9.

笔记

（呼吸与危重症医学科　张硕）

病例 5
慢性阻塞性肺疾病合并肺结核 1 例

病历摘要

患者男性，63 岁，主因"慢性咳嗽、咳痰、喘憋 40 年，加重 1 周"入院。

40 年前曾敌敌畏中毒，其后出现慢性咳嗽、咳痰，伴喘憋，发作多与受凉有关，经抗感染、对症治疗，症状可改善。每年病程大于 3 个月，并逐渐出现活动后气短。平素未规律检查和用药。1 周前受凉后咳嗽、咳痰加重，为黄白色黏痰，痰量较多，痰中带血，伴有喘憋加重，乏力，消瘦，无明显盗汗，低热，测体温 37.5 ℃，口服头孢菌素及感冒药物治疗，症状不改善，故入院。

既往高血压 10 年，平素口服缬沙坦、硝苯地平治疗，血压基本稳定。椎基底动脉供血不足 6 年，间断头晕，予以治疗头晕可缓解。吸烟 30 年，每天 1 包，戒烟 10 年。偶尔饮酒。妻子因脑血管病去世，子女体健。

入院查体

T 36.8 ℃，P 90 次/分，R 22 次/分，BP 150/90 mmHg。口唇发绀，桶状胸，双肺可闻及干湿性啰音，心率 90 次/分，律齐，未闻及心脏杂音，腹软，无压痛，双下肢无水肿。

实验室检查

WBC 9.7×10^9/L，NE% 78%，ESR 74 mm/h，PCT 0.15 μg/L，BNP 73 pg/mL。肺癌肿瘤标志物结果正常。

心电图：窦性心律，左心房扩大，非特异性房内阻滞，左心室高电压。

胸部 CT（图 5-1）：左肺门占位，左上叶前段阻塞性肺不张，左肺间质性改变伴感染。

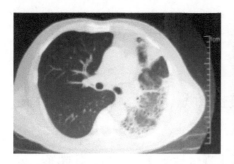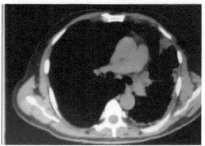

图 5-1 胸部 CT

初步诊断

慢性支气管继发感染，肺部间质改变性质待查，高血压，椎基底动脉供血不足。

治疗过程

头孢噻肟他唑巴坦抗感染 1 周，多索茶碱平喘，氨溴索祛痰，云南白药止血，对症等治疗。患者咳嗽、咳痰、喘憋减轻，咯血缓解。痰涂片找真菌阴性，痰真菌培养阴性。痰普通细菌培养阴性。痰涂片找结核菌阴性。复查血液一般检查正常。肺功能检查：混合性通气功能障碍，药物舒张试验阳性，肺活量及肺总量均降低，肺残气量增加，残总比增高，肺弥散功能降低，呼吸总阻力增高，周边气道黏性阻力增高，肺弹性阻力增高，顺应性降低。

支气管镜检查：支气管镜下炎性改变。

病理学检查：①支气管黏膜活检：支气管黏膜慢性炎；②支气管镜刷片：纤毛柱状上皮细胞；③肺泡灌洗液：纤毛柱状上皮细胞。

左上叶支气管镜刷片：抗酸染色未找到结核杆菌。涂片未找到真菌。左下叶支气管镜刷片：抗酸染色结核杆菌阳性。涂片未找到真菌。左上叶肺泡灌洗液：抗酸染色结核杆菌阳性。涂片未找到真菌。普通细菌培养阴性，真菌培养阴性。左下叶肺泡灌洗液：抗酸染色结核杆菌阳性。涂片未找到真菌。普通细菌培养阴性，真菌培养阴性。

予以异烟肼、利福喷丁、乙胺丁醇、吡嗪酰胺抗结核治疗，患者症状缓解，体温正常，肺部未闻及干湿啰音。治疗2周复查胸部增强CT（图5-2，图5-3）。

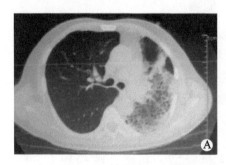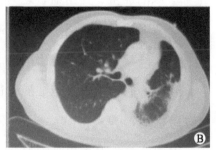

注：A. 治疗2周前；B. 治疗2周后。

图5-2　胸部CT：治疗2周后左肺病变较前吸收好转

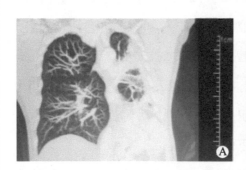
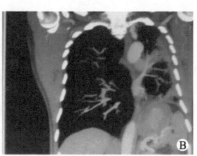

注：A. 冠状位肺窗；B. 冠状位纵隔窗。

图5-3 胸部CT：治疗2周后

安排患者出院，到结核病防治所继续治疗，定期复查。

诊断

肺结核，慢性阻塞性肺疾病，高血压，椎基底动脉供血不足。

病例分析

病例特点

1. 老年，慢性阻塞性肺疾病基础。

2. 咳喘加重，并咯血、乏力、低热。

3. WBC 9.7×10^9/L，NE% 78%，ESR 74 mm/h，PCT 0.15 μg/L。

4. X线检查提示病变多形性。

5. 支气管镜检查提示病原学诊断依据。

诊疗思路

本例患者为老年男性，长期大量吸烟，有慢性咳喘病史，结合辅助检查结果，考虑慢性阻塞性肺疾病。近1周咳喘加重，痰中带血，并且低热、乏力、消瘦，血NE增高，ESR明显增快，

笔记

而 PCT 无明显增高，胸部 CT 提示左肺门占位，左上叶前段阻塞性肺不张，左肺间质性改变伴感染。考虑慢性阻塞性肺疾病合并肺结核，支气管镜刷片及肺泡灌洗液均发现抗酸杆菌，且抗结核治疗有效，病情好转，进一步支持慢性阻塞性肺疾病合并肺结核诊断。

疾病介绍

典型的活动性肺结核 CT 表现，发生在常见或非常见部位的肺实变影，伴有局限或广泛的支气管播散灶，在 HRCT 上观察到小叶中心结节或 2～4 mm 分支线样结构（春芽征）和 5～8 mm 边缘模糊的结节影，均应初诊为活动性肺结核；同时出现钙化或纤维化的征象，则强烈支持肺结核的诊断。成人肺结核的不典型 CT 表现，结节或肿块 29%，肺炎实变型 22%，纵隔淋巴结改变 20%，空洞型 16%，单纯下叶病灶 13%。

结核性肺不张是由于支气管内膜结核或支气管牵拉扭曲造成支气管狭窄，导致肺不张，所以具有以下影像特征：①除肺不张之外，肺门无肿块，其他肺叶常见斑点状、纤维索条状或钙化等肺结核之特点；②不张的肺实变影中常见扭曲或扩张的不规则含气管状影。

肺癌肺不张，肺门区常见肿块，不张肺组织一般无含气的支气管，但可见狭窄或中断的支气管影与肿块相对应，大多发生在叶支气管开口附近，其他肺叶一般无结核病灶。

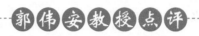

郭伟安教授点评

　　患者慢性咳喘基础，此次呼吸道症状加重，并且出现结核中毒症状，红细胞沉降率明显加快，胸部 X 线检查提示病变多形性，支气管镜提示病原学诊断证据，且抗结核治疗有效，支持肺结核诊断。患者肺部病变影像不是典型肺结核 CT 表现，左肺门为占位影，高度可疑肺恶性肿瘤，但其他影像学特征并不支持肺恶性肿瘤，且随诊疗转归，更不支持肺恶性肿瘤诊断，而是支持肺结核诊断。

参考文献

1. 胡宏影. 活动性肺结核的 CT 表现. 中国实用医药, 2015, 10 (8)：128 – 129.

（呼吸与危重症医学科　朱卫京）

病例 6
传染性单核细胞增多症致
发热 1 例

病历摘要

患者男性，31 岁，主因"发热 8 天，咽痛、咳嗽 3 天"于 2019 年 8 月 2 日入院。

患者于入院 8 天前（2019 年 7 月 25 日）无明显诱因出现发热，最高体温 38.8 ℃，伴畏寒、寒战，伴咳嗽，咳少许白痰，伴头痛、肌肉酸痛。外院查血常规、CRP 正常，予退热药治疗效果不佳。2 天后（2019 年 7 月 27 日）查 CRP 升高，予左氧氟沙星口服 3 天效果不佳。入院前 3 天（2019 年 7 月 31 日）开始出现咽痛，咳嗽，少痰，伴轻度气喘，就诊我院急诊，查血 WBC 10.7×10^9/L，NE% 34.1%，LY% 60.1%，CRP 29 mg/L，外周血细胞形态正常，胸部 X 线片提示双肺纹理重，予头孢他啶、奥硝唑静脉输液 3 天，效果不佳。入院当天（2019 年 8 月 2 日）查胸部 CT（图 6 - 1）：右侧胸膜局部增厚。为进一步诊治以"发热待查，急性呼吸道感染?"收入院。患者自发病以来，排稀便 1 ~ 3 次/日。

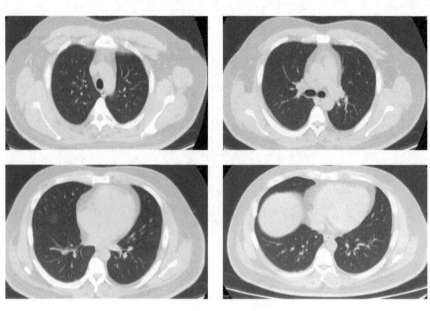

图 6 - 1　胸部 CT

既往史：甲状腺功能亢进症 3 年，平时使用甲巯咪唑片 10 mg/d，周一至周五，近 3 年体重增长 35 kg，对青霉素过敏，表现为皮疹。

入院查体

T 38.0 ℃，P 120 次/分，R 25 次/分，BP 120/70 mmHg。发热面容，躯干及四肢散在红疹，双侧扁桃体Ⅱ度肿大，双肺呼吸音粗，双肺无干湿性啰音，律齐，心脏各瓣膜听诊区未闻及杂音，腹膨隆，腹软，无压痛，双下肢无水肿。

实验室检查

入院完善相关检查。血气分析：pH 7.392，PaO_2 73.1 mmHg，SaO_2 95.5%，$PaCO_2$ 35.1 mmHg。血常规：WBC 8.6×10^9/L，NE% 41.1%，LY% 52.9%，PLT 268×10^9/L。生化检查：ALT 99 IU/L，

AST 79 IU/L，ALB 41 g/L，LDH 585 U/L，Cr 80. 1 μmol/L，UA 552 μmol/L，ASO 268 U/mL，补体 C4 0. 47 g/L，BNP 45 pg/mL，PCT 0. 222 ng/mL。凝血功能：PT 10. 7 s，D - 二聚体 1. 8 mg/L。甲状腺功能正常范围，抗甲状腺球蛋白抗体 35. 24 IU/mL，抗甲状腺过氧化物酶抗体 857. 94 IU/mL。全亚型糖化血红蛋白 5. 9%。痰病原学阴性。血培养阴性。G 试验、GM 试验、T - SPOT - TB 阴性。肿瘤标志物：糖类抗原 CA - 125 67. 1 U/mL，余正常范围。自身免疫性抗体谱：抗核抗体均质型 1：1000，余正常范围。外周血细胞形态：中性分叶核细胞 18%，异型淋巴细胞 12%，淋巴细胞 62%。EB 病毒抗体阴性。EB 病毒核酸定量低于正常下限。心电图：窦性心动过速。超声心动图：三尖瓣反流（轻度）。肺功能：轻度限制性通气功能障碍，肺活量、肺总量减低。腹部超声：脾稍大，脂肪肝（中 - 重度），胆囊、胰腺、双肾未见明显异常回声，腹膜后腹主动脉周围未见明确肿大淋巴结。淋巴结超声：右侧颈部淋巴结大者位于Ⅱ区，大小约 2. 3 cm × 0. 7 cm，左侧颈部淋巴结大者位于Ⅰ区，大小约 2. 4 cm × 0. 9 cm，右侧腋下淋巴结大者约 2. 3 cm × 1. 0 cm，右侧腹股沟淋巴结大者约 2. 4 cm × 0. 8 cm，左侧腹股沟淋巴结大者约 2. 1 cm × 0. 7 cm，皮质、髓质结构清晰；双侧锁骨上、左侧腋下未见明显异常淋巴结。

诊断

传染性单核细胞增多症。

治疗过程

入院后先后予患者莫西沙星、左氧氟沙星、比阿培南抗感染，辅以祛痰、保肝、降尿酸、碱化尿液等治疗，患者体温较前下降，但仍低热。考虑患者为传染性单核细胞增多症后，予患者停用抗生素，1 周后患者体温自行恢复正常。患者外院复查 EB 病毒 IgM

83.3 U/mL，IgG 512 U/mL。

病例分析

病例特点

1. 青年男性，急性起病，病程自限。

2. 主要表现为发热、咽痛、咳嗽。

3. 查体：咽红、扁桃体增大，躯干及四肢近端皮肤红疹，心肺腹部查体无异常。

4. 化验：血淋巴细胞比例大于 50%；血中异型淋巴细胞比例大于 10%；肝功能异常。

5. 检查：淋巴结肿大，脾大。

6. EB 病毒 IgM、IgG 升高。

诊疗思路

发热的原因可分为感染性和非感染性两大类，其中以感染性最为常见，各种病原体，如病毒、细菌、支原体、立克次体、螺旋体、真菌、寄生虫等所引起的感染，均可导致发热。非感染性发热分为 6 类：①无菌性坏死组织吸收：包括物理、化学因素或机械性损伤，如大面积烧伤、内出血及创伤或大手术后的组织损伤；组织坏死或细胞破坏，如恶性肿瘤、白血病、急性溶血反应等。②变态反应：如风湿热、血清病、药物热、结缔组织病及某些恶性肿瘤等。③内分泌与代谢疾病：如甲状腺功能亢进时产热增多，严重脱水患者散热减少，使体温升高等。④心力衰竭或某些皮肤病：慢性心力衰竭时由于心输出量降低，尿量减少及皮肤散热减少，以及水肿组织隔热作用，使体温升高。某些皮肤病，如广泛性皮炎、鱼鳞病等也使皮肤散热减少，引起发热。⑤体温调节中枢功能失常：常

笔记

见于物理性因素，如中暑；化学性因素，如重度安眠药中毒；机械性因素，如脑震荡、颅骨骨折、脑出血及颅内压升高等。⑥自主神经功能紊乱。

非感染性发热，本例患者基础病为甲状腺功能亢进症，此次高热，合并腹泻，心率快，心肌酶升高，需警惕甲亢危象、甲状腺毒症性心脏病可能，但化验甲状腺功能正常范围，不支持。患者发热伴皮疹，ANA结果1∶1000，需警惕，如成人still病（adult onset still's disease）、系统性红斑狼疮（systemic lupus erythematosus，SLE）等自身免疫疾病，但患者皮疹不符合成人still病的特点"随傍晚发热时出现，随清晨热退时消失"，同时无口干、眼干、光过敏、大量脱发、关节肿痛等免疫系统疾病症状，证据不足。同时患者无心衰、体温调节中枢异常、无菌坏死组织吸收等非感染性疾病证据。感染性发热，本例患者PCT正常，痰病原学阴性，使用多种抗生素治疗效果不佳，同时G试验、GM试验、T–SPOT–TB阴性，无一般细菌、结核、真菌感染证据。患者发热伴咽炎、扁桃体炎、颈部淋巴结肿大、脾大，血常规淋巴细胞＞50%，异型淋巴细胞≥10%，EB病毒IgM、IgG阳性，同时患者发热为自限性，最终诊断传染性单核细胞增多症。

🩺 疾病介绍

传染性单核细胞增多症是由EB病毒引起的急性自限性传染病，好发于儿童及青少年，临床表现为发热、咽峡炎、淋巴结肿大"三联征"，血中淋巴细胞增多并有异型淋巴细胞，血清中可检出EB病毒抗体。潜伏期5~15天，病程一般为2~3周，也可长达数月。大多数患者有发热，体温38~40℃，热型不定，热程自数日至数周，甚至数月。淋巴结肿大是本病的主要表现，以颈淋巴结肿大最为常见，腋下及腹股沟部次之。肿大的淋巴结在退热后数周至数月可消退。绝大多数患者有咽部和扁桃体充血、肿胀。有 20%～62% 患儿出现肝肿大，可出现肝功能异常。约 50% 患儿有轻度脾肿大，伴疼痛及压痛，偶可发生脾破裂。部分病例在病程的 4～6 天出现多形性皮疹，多见于躯干，一般持续 7 天左右消退，无脱屑和色素沉着。

患者在病初白细胞总数正常或偏低，发病后第 10 至第 12 天白细胞总数常有升高，发病的第 1 至第 21 天淋巴细胞数可达 60% 以上，并出现异常淋巴细胞（10%～20% 或更多）抗体在体内持续的时间平均为 2～5 个月。使用间接免疫荧光法和酶联免疫法检测相应抗体阳性具有诊断价值。如检测血清中含有高浓度的 EBV DNA，则提示存在病毒血症；部分患者可有心肌酶升高、肝功能异常、肾功能损害、T 淋巴细胞亚群 CD4/CD8 比例降低或倒置。

目前，对于本病尚无特效治疗方法，以对症治疗为主：①体温 >38.5 ℃应给予物理和药物降温。②发病初期应卧床休息 2～3 周，减少机体耗氧量，避免心肌受累。③应给予清淡、易消化、高蛋白、高维生素的流食或半流食，少食干硬、酸性、辛辣食物。④皮肤护理：注意保持皮肤清洁，避免刺激皮肤。⑤肝脾的护理：肝肿大、转氨酶升高时可予保肝治疗；脾肿大时应避免剧烈运动（特别是在发病的第 2 周），以免发生外伤引起脾破裂。⑥淋巴结肿大者要注意定期复查血常规，因淋巴结消退比较慢，可达数月之久。⑦抗病毒治疗首选更昔洛韦 5～10 mg/(kg·d)，静脉滴注，1 次/天，疗程 7～10 天；或阿昔洛韦，每次 5 mg/kg，静脉滴注，3 次/天，疗程 7～10 天。若继发感染，可酌情使用抗生素。

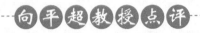

向平超教授点评

　　详细的体格检查，结合血常规及血涂片异型淋巴细胞的查找、EB 病毒抗体的检测是避免本病误诊的重要措施。当发现有发热伴扁桃体肿大、抗感染治疗效果不佳时，均应考虑到传染性单核细胞增多症的可能。早期试验室异型淋巴细胞及 EB 病毒抗体可呈假阴性反应，故治疗过程中，需根据病情的发展多次行血常规及血涂片异型淋巴细胞的查找、腹部 B 超及 EB 病毒抗体的检测，并注意监测肝脏、脾脏的肿大情况。肺炎支原体感染时可导致免疫功能的紊乱甚至低下，亦是诱发此病的原因之一，故临床医师在治疗支原体肺炎时要注意病情的发展，发现颈部疼痛、扁桃体化脓的体征时就应警惕并发传染性单核细胞增多症的可能。

参考文献

1. 崔强华，孙莉，吴琳，等. EB 病毒感染对儿童传染性单核细胞增多症 T 细胞亚群的影响. 重庆医学，2017（25）：41 - 43.

2. 高向阳，刘萍，沈旭，等. 儿童传染性单核细胞增多症中血清 EBV 抗体与 DNA 检测的临床应用. 首都食品与医药，2016（10）：100.

3. 钟乐旋，唐普洞，胡湘. 阿昔洛韦治疗传染性单核细胞增多症的临床效果评价. 吉林医学，2015，36（10）：1949 - 1950.

4. 孙艳敏，王亚岩，刘春艳. 传染性单核细胞增多综合征的病原学分析. 临床医药文献杂志（电子版），2017，4（71）：13922.

（呼吸与危重症医学科　周婷）

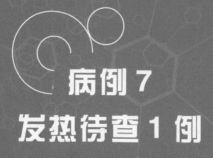

病例 7
发热待查 1 例

病历摘要

患者男性，73 岁，主因"发热 10 天"于 2014 年 4 月 8 日入院。

患者 10 天前无明显诱因出现间断发热，常于每日 15:00 左右开始发热，体温最高 38.7 ℃，持续 3~5 小时可自行缓解至正常。伴畏寒、盗汗、乏力，无寒战。起病前数天曾有上腹轻微隐痛，1 天后自发缓解，具体不详。无头痛、咽痛，无咳嗽、咳痰、胸痛，无咯血、胸闷、呼吸困难，无腹胀、腹泻、黑便，无恶心、呕吐、呕血，无皮疹、关节肿痛，无牙龈和鼻出血、骨痛，无意识障碍。4 天前就诊门诊予口服头孢地尼、静脉滴注阿奇霉素抗感染无效。精神、食欲欠佳，大小便正常。近期体重无明显变化，体力明显下降。

既往史：高血压、慢性胃炎多年。否认其他慢性病史。无结核、乙肝及其他传染病史。无药物、食物过敏史。近期无家禽及不明原因发热人员接触史。职业为教师退休，有吸烟史30年，戒烟10年，不饮酒。未饲养宠物。否认冶游史。姐姐因肺结核去世。

入院查体

T 36.8 ℃，P 85 次/分，R 22 次/分，BP 120/80 mmHg。神志清楚，皮肤、巩膜无黄染，浅表淋巴结未触及肿大。左肺呼吸音粗糙，双肺未闻及明显干湿性啰音。心脏腹部查体无异常，双下肢无水肿。神经系统查体无异常。

实验室检查

门诊2014年4月4日

血常规：WBC 11.2×10^9/L，CRP 73 mg/L。尿常规阴性。

胸部 X 线片：双肺纹理紊乱，右肺为甚（图7-1）。

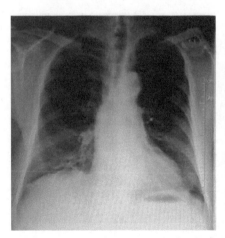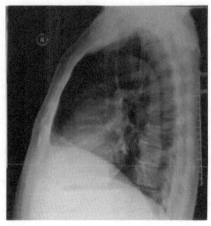

图7-1　胸部 X 线片

入院后复查血常规：WBC 12.4×10^9/L↑，NE% 77.1% ↑，HGB 127 g/L↓，PLT 正常。白细胞分类：中性杆状核细胞2%，中性分叶核细胞84% ↑，淋巴细胞10% ↓，单核细胞4%。尿常规阴性，大便常规＋潜血阳性。血气分析（未吸氧）：pH 7.51，$PaCO_2$ 30.3 mmHg，PaO_2 70.3 mmHg，BE 1.4 mmol/L，SaO_2 96%。血生化检查：ALT、AST、黄疸常规不高，ALP 244 U/L↑，GGT 128 U/L↑，CRP 172.29 mg/L↑，肾功能、血脂、电解质正常。PCT 0.217 μg/L↑，ESR 70 mm/h↑。凝血功能：PT 14.6 s↑，APTT 37.8 s↑，Fbg 5.78 g/L↑，D-二聚体 1.3 mg/L↑。血培养阴性。痰细菌、真菌培养阴性，痰涂片找真菌和抗酸杆菌阴性。结核菌 γ-干扰素释放试验无异常。支原体、军团菌抗体阴性。肿瘤标志物：CEA 8.34 ng/mL↑，余均为阴性菌。ANA 谱：AMA-M2 弱阳性。ANCA 谱阴性。甲状腺功能正常。血糖谱无异常。乙肝五项阴性，艾滋病、梅毒、丙肝抗体均为阴性。肺通气功能正常，肺弥散功能障碍。心电图：窦性心律，左室高电压。2014 年 4 月 8 日胸部 CT 平扫：①右肺中叶少许炎症。②冠状动脉及主动脉管壁硬化。③肝右叶团块低密度影：肝脓肿？（图 7-2）。

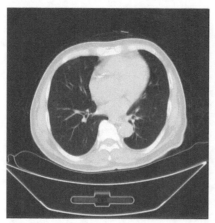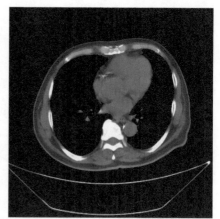

图 7-2 胸部 CT 平扫

初步诊断

细菌性肺炎，肝脓肿可能，高血压 1 级（中危组），慢性胃炎。

治疗过程

第一阶段：2014年4月8—18日在呼吸科治疗。①监测生命体征，必要时吸氧；②抗感染：比阿培南；③祛痰：盐酸氨溴索；④补液、抑酸护胃、对症支持治疗；⑤请普外科会诊。同时进一步完善化验检查，2014年4月10日腹部增强CT提示：①肝V段及Ⅷ段脓肿形成；②腹主动脉及分支多发硬化，多处管腔狭窄（图7-3）。

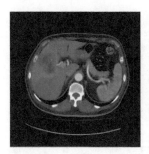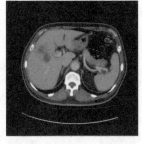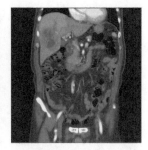

图7-3 腹部增强CT

2014年4月14日腹部B超肝内可见多个杂乱回声区，范围约7.8 cm×7.6 cm，似为多个融合而成，其内可见囊性区域，囊壁厚。余器官未见异常。2014年4月15日行B超引导下肝脓肿穿刺置管引流术，共抽出灰棕色黏稠液体约22 mL。穿刺液培养回报阴性。2014年4月14日患者出现咳嗽、咳痰，为白痰，伴咽痛，但体温呈下降趋势，查体同前无明显异常。复查血常规：WBC 6.8×10^9/L，NE% 74% 正常，CRP、PCT等均恢复正常。原治疗方案不变，请耳鼻喉科会诊提示口腔溃疡、萎缩性鼻炎，对症处理。2014年4月17日体温恢复正常，咳嗽、咳痰缓解，一般情况改善，病情稳定。复查2次便潜血均为阳性。

确定诊断

肝脓肿，细菌性肺炎，高血压1级（中危组），慢性胃炎，消化道出血原因待查。

2014年4月18日转普外科，建议进一步明确消化道出血原因。

第二阶段：2014年4月18日至2014年5月14日在普外科治疗。继续予比阿培南抗感染、补液、对症支持治疗等。复查腹部B超脓腔逐渐缩小，未见肝囊性区域。2014年4月27日拔除PTCD引流管。抗生素改为头孢他啶联合奥硝唑静脉滴注。2014年4月28日腹部增强CT提示肝脓肿病灶缩小，降结肠中段局部管壁稍增厚、模糊（图7-4）。

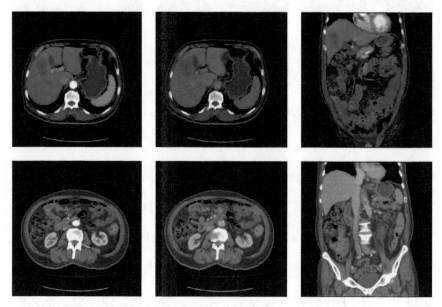

注：①肝右叶前段脓肿治疗后，与2014年4月10日对比病灶缩小；②腹主动脉及分支多发硬化，多处管腔狭窄；③降结肠中段局部管壁稍增厚、模糊，炎症？建议结肠镜检查除外占位。

图7-4 腹部增强CT

2014年5月5日胃镜检查提示浅表性胃炎。2014年5月7日患者出现肠梗阻，完善腹部X线片提示中上腹液平，对症治疗后缓解。2014年5月9日肠镜检查提示降结肠乙状结肠交界处狭窄，行活检（图7-5）。

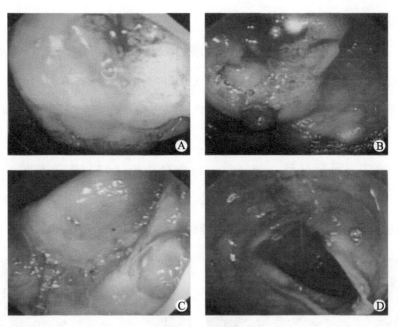

图7-5　肠镜

2014年5月13日肠镜病理确诊结肠癌（图7-6）。

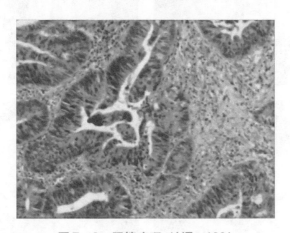

图7-6　肠镜病理（HE×100）

大体所见：①（降乙交界肠）粟粒大软组织8块。②（距肛20 cm）粟粒大软组织2块。

病理诊断：（降乙交界）中分化腺癌；（距肛20 cm）管状腺癌。

免疫组化结果：CEA（+），CDX-2（+），P53（-），Ki-67

笔记

（70%），CD10（ - ），SMA（ - ）。

2014 年 5 月 14 日复查腹部增强 CT 提示右叶前段脓肿缩小。5 月 16 日患者自动出院，到北京大学肿瘤医院行结肠癌根治术，术后行辅助化疗 12 个周期（FOLFOX 方案）。2017 年检查发现肺内结节未重视，逐渐增大增多。2018 年检查发现肝内结节，行全身 PET/CT 提示肝转移、肺转移，行全身化疗（XELOX + 西妥昔单抗），因手足综合征严重中断治疗。2019 年 11 月 22 日来我院安宁病房住院，对症支持治疗调养后回家（图 7 - 7，图 7 - 8）。

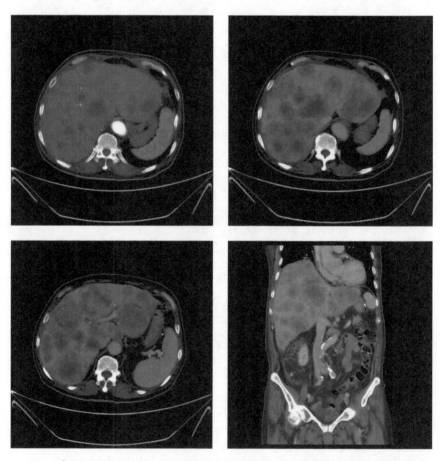

注：①降结肠术后改变，腹盆腔及右侧腹股沟区少量积液；②肝脏多发转移瘤；③腹盆腔及腹膜后多发小淋巴结，建议随诊；④胆囊结石；⑤腹主动脉及分支硬化；⑥左肺下叶占位，转移不除外。

图 7 - 7　2019 年 11 月 26 日全腹部增强 CT

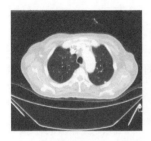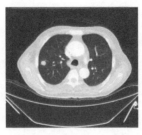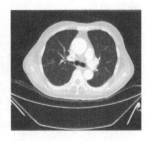

注：①两肺多发结节，考虑转移瘤可能，左肺下叶背段占位不除外原发肺癌，部分较前增大；②两肺索条影，右肺下叶局部肺组织膨胀不全；③冠状动脉及主动脉管壁钙化。

图7-8　胸部CT平扫

修订诊断

肝脓肿，细菌性肺炎，结肠癌，高血压1级（中危组），慢性胃炎。

病例分析

病例特点

1. 老年男性，有吸烟史，有高血压、慢性胃炎史和肺结核家族史。

2. 此次急性起病，病程短，主要表现间断发热。

3. 查体无明显阳性体征。

4. 血液一般检查、CRP、PCT增高，ESR增快，血ALP和GGT高，反复大便潜血阳性。

5. 胸部CT提示右肺中叶少许炎性阴影，扫及肝区低密度影。经完善腹部增强CT和超声检查确诊肝脓肿，腹部增强CT扫及结肠局部管壁增厚，经肠镜检查确诊结肠癌。

6. 经全身抗感染＋肝脓肿引流治疗感染控制有效。患者放弃肿瘤相关治疗。

诊疗思路

讨论一：发热原因待查

发热为呼吸内科常见症状，临床分为感染性发热和非感染性发热。其中感染性发热占发热原因的 50%~60%，病原学上细菌感染最常见。感染部位可为呼吸系统、泌尿系统、腹部、皮肤软组织、骨关节、神经系统等。本例患者为老年男性，急性起病，以发热为主要症状，血液一般检查、CRP、PCT 等炎症指标增高，抗生素治疗有效，临床支持细菌性感染。病原学未检测出阳性病原菌考虑与院外应用抗生素有关。感染部位定位：患者病程中出现咳嗽、咳痰，结合胸部 CT 平扫提示肺部有渗出性阴影，经抗感染治疗后吸收，支持细菌性肺炎诊断。患者消化道症状和体征不明显，但化验 ALP 和 GGT 高，结合腹部 CT 和超声检查，抗感染后病灶有吸收，故肝脓肿诊断明确。该患者以发热待查收入我科，呼吸系统表现轻微，与临床感染的全身中毒表现不成正比，常规需除外其他部位感染。显然，该患者肝区感染较重，为此次发热的主要原因。

腹部感染及其他部位脓肿以肝脓肿和膈下脓肿最多见，有发热、肝肿大、叩痛、右膈活动受限、黄疸等；有时齿龈脓肿和脑脓肿也可能致发热。肝脓肿早期，发热可为唯一症状，但 ALP 大多升高，影像学检查有助于早期诊断。南京医科大学进行了一项对 178 例化脓性肝脓肿患者临床表现及感染病原菌特点的回顾性研究，结果如下：脓肿多见于老年男性和糖尿病患者；主要临床和血液学特征为发热、单灶脓肿、白细胞计数和中性粒细胞比率升高；该研究中细菌性肝脓肿多为社区获得性，共分离到 102 株非重复菌株，多由肺炎克雷伯菌引起（占 80.3%），其他为大肠杆菌、铜绿假单胞菌、鲍曼不动杆菌、革兰氏阳性球菌；对常用抗生素高度敏感，仅有少数菌株对常用抗生素耐药；超声或 CT 引导下经皮引流联合抗生素是治疗肝脓肿的较好方法；少数患者（5例）因感染性休克或合并肝癌而预后不佳，其他患者好转。

鉴别诊断：①感染性发热：本例患者为老年，有结核病家族史，表现午后发热伴乏力、盗汗，红细胞沉降率快，注意与结核病鉴别。但结核病多为慢性病程，多有结核中毒症状，一般抗感染治疗无效，病原学检出结核菌可确诊，本病例无诊断依据。其他，如感染性心内膜炎、菌血症、胆道感染、尿路感染、伤寒等根据临床特点及化验检查等均不支持。②非感染性发热：a. 恶性肿瘤：中老年多见。热程中等，不伴畏寒、寒战，无明显毒血症状。呈渐进性消耗、贫血。本例患者老年男性，病程中出现肠梗阻，反复查大便潜血阳性，腹部增强CT扫及肠壁增厚，经肠镜检查确诊为结肠癌。但经抗感染治疗后发热好转，故考虑非癌性发热。b. 结缔组织疾病－血管性疾病：女性多见，热程长，无明显毒血症状。有关节炎、皮疹、贫血、肝脾淋巴结肿大、体重下降等临床表现。化验结果提示红细胞沉降率快、高丙种球蛋白血症、自身抗体阳性。抗生素治疗无效，激素有效。本例患者无诊断依据。c. 其他：如肉芽肿性疾病、内分泌代谢性疾病、神经功能性低热、药物热等均无诊断依据。

讨论二：肝脓肿与消化道恶性肿瘤的关系

肠道菌群在预防病原菌的定植和入侵起着至关重要的作用，菌群的破坏可能导致机会性感染和疾病。结肠癌破坏黏膜屏障后，细菌更易通过黏膜层定植于肝脏，加之结肠癌患者免疫力低下，清除细菌能力下降。已有研究发现肺炎克雷伯菌感染的致病过程可能涉及微生物群组成的改变，特别是乳酸菌的减少。

国外文献有数例报道结直肠癌并肝脓肿，也有报道结肠息肉并发肝脓肿。2014年中国台湾的学者研究发现，肝脓肿患者消化道肿瘤的发病率是普通人群的 4 倍多。近期一项系统回顾和荟萃分析证明了隐源性肝脓肿患者患结直肠癌的风险是 7 倍。而过去 20 年来，在东南亚和世界各地出现了含高毒性肺炎克雷伯菌的肝脓肿。法国一项研究提出高毒肺炎克雷伯菌（属于 K1 或 K2 血清型）是分离自隐源性肝脓肿的主要病原菌。近期英国有研究提出，克雷伯氏菌相关肝脓肿是隐匿性结直肠癌和胆道癌的表现，建议筛查性结肠镜检查可考虑用于隐源性肝脓肿的人群，特别是肺炎克雷伯菌阳性的患者。

梭状芽孢杆菌是一种罕见的化脓性肝脓肿的原因，但已在文献中报道，最常见于结直肠癌或血液系统恶性肿瘤基础。有日本学者回顾性研究了血培养梭状芽孢杆菌阳性的癌症病例（40 例）。所有患者均为恶性肿瘤，以结直肠癌、胰腺癌、胃癌多见。常见的梭状芽孢杆菌来源为胆道感染和肝脓肿、胃肠道感染。25 例患者有多菌菌血症，血液培养分离出大肠杆菌 8 例和克雷伯菌 7 例。37 例有消化道恶性肿瘤、腹膜播散或肠道浸润等消化器官病变，研究提示常见的梭菌菌血症来源于胃肠道病变。故梭状芽孢杆菌相关肝脓肿、菌血症有必要对胃肠道病变进行检查。

咽峡炎链球菌是人类胃肠道正常菌群的一部分，它们引起脓肿的能力非常独特。有病例报道证实了咽峡炎链球菌全身感染与结直肠癌发生的关系，需进一步的研究来验证。同时提出在咽峡炎链球菌引起的全身感染的患者中筛查结肠癌，或许可以采用放射学检查筛查。

有日本学者报道了乙状结肠癌转移可表现为髂腰肌脓肿和肠梗阻，强调了在原发癌切除 5 年后出现在小肠等不寻常部位结肠转移的延迟发生，建议有结肠癌病史的患者，尤其是无明显原因的复发性肠梗阻或腹部脓肿患者，应考虑肠转移。另有报道称由于胃黏膜

笔记

的酸性屏障，胃癌很少引起化脓性肝脓肿，但近期日本有报告1例罕见的化脓性肝脓肿合并进展期胃癌（经手术病理证实）。

综上，肝脓肿患者需要远期评估、监测以早期发现恶性肿瘤。

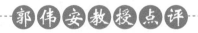

郭伟安教授点评

临床上发热原因非常复杂，对于发热原因待查的病例，注意排查隐匿部位感染和非感染性病因。多个疾病可以相对独立，也可能存在相关性，有时需进一步研究。

参考文献

1. WANG W J, TAO Z, WU H L. Etiology and clinical manifestations of bacterial liver abscess: a study of 102 cases. Medicine (Baltimore), 2018, 97 (38): e12326.

2. CHEN N, LING Z X, JIN T T, et al. Altered profiles of gut microbiota in klebsiella pneumoniae-induced pyogenic liver abscess. Curr Microbiol, 2018, 75 (7): 952-959.

3. LAI H C, LIN C C, CHENG K S, et al. Increased incidence of gastrointestinal cancers among patients with pyogenic liver abscess: a population-based cohort study. Gastroenterology, 2014, 146 (1): 129-137.

4. OHASHI M, IWAMA M, IKENAGA S, et al. Two cases of laparoscopic resection of colon cancer manifested by liver abscess. Gan To Kagaku Ryoho, 2017, 44 (12): 1138-1140.

5. MAKKAR P, SUNKARA T, JHAVERI M, et al. Newly diagnosed idiopathic liver abscess: colonoscopy required. J Clin Med Res, 2017, 9 (11): 962-964.

6. CHU C S, LIN C C, PENG C Y, et al. Does pyogenic liver abscess increase the risk of delayed-onset primary liver cancer: Evidence from a nationwide cohort study. Medicine, 2017, 96 (34): e7785.

7. ROSSI B, GASPERINI M L, LEFLON-GUIBOUT V, et al. Hypervirulent klebsiella pneumoniae in cryptogenic liver abscesses, Paris, France. Emerg Infect Dis, 2018, 24

笔记

（2）：221 – 229.

8. JOLOBE O M P. Klebsiella – related liver abscess as a manifestation of occult colorectal and biliary tract cancer. QJM, 2019, 112 (7)：555.

9. MANWANI B, XU Y, SAHLY H M E. Hepatic abscesses due to Clostridium septicum infection and its association with colonic adenocarcinoma：a case report and literature review. Clin J Gastroenterol, 2020, 13 (1)：66 – 72.

10. MASOOD U, SHARMA A, LOWE D, et al. Colorectal cancer associated with streptococcus anginosus bacteremia and liver abscesses. Case Rep Gastroenterol, 2016, 10 (3)：769 – 774.

11. SATO H, SHIBASAKI S, OKABE A, et al. Hematogenous intestinal metastases from sigmoid colon cancer presenting as iliopsoas abscess and bowel obstruction. Int Cancer Conf, 2019, 8 (3)：105 – 108.

12. DATE K, HAYASHI M, KODAMA T, et al. Pyogenic liver abscesses concomitant with advanced gastric cancer：a case report. Clin J Gastroenterol, 2020, 13 (2)：186 – 190.

（呼吸与危重症医学科　沈大红）

病例 8
肺炎型肺癌 1 例

病历摘要

患者男性，61岁，主诉：间断喘憋2年余，加重伴下肢水肿1周。

患者于入院前2年余无明显诱因出现间断喘憋，症状多于剧烈活动后出现，接触洗衣粉、油烟等刺激性气体亦可出现喘憋，偶有咳嗽、少痰，不伴喷嚏、流涕、眼痒、流泪，休息后症状减轻，未重视。后症状反复发作，发作多与受凉、季节转换等因素有关，胸闷、气短进行性加重，入院5个月前快步平地行走时自觉气短明显，就诊我科，完善肺功能检查提示重度阻塞性通气功能障碍，支气管舒张试验阴性，后诊断为"慢性阻塞性肺疾病"，院外长期家庭氧疗，规律吸入噻托溴铵、布地奈德福莫特罗，平素日常活动不受限，未再因咳喘加重住院治疗。入院1周前患者无明显诱因再发喘憋，伴轻度咳嗽，咳少量白色黏痰，自觉双下肢水肿，于家中吸入药物，症状未见缓解，为进一步诊治收入院。

既往史：24岁曾患胰腺炎，经治疗而愈。吸烟40余年，平均每天20支，戒烟5个月。钢铁处理工退休，接触工业粉尘、油烟13年。

入院查体

T 36.7 ℃，全身浅表淋巴结未及肿大。口唇轻度发绀，咽后壁无红肿，双侧扁桃体无肿大，球结膜无充血、水肿。颈静脉无怒张。桶状胸，双肺呼吸音清，未闻及干湿性啰音。心脏、腹部查体无阳性体征。双下肢轻度可凹性水肿。

实验室检查

血常规：WBC 8×10^9/L，NE% 78.3%，LY% 13.9%，MONO% 6.5%，EO% 0.8%，BA% 0.5%，RBC 4.44×10^{12}/L，HGB 130 g/L，PLT 236×10^9/L，ESR 66 mm/h，CRP 88.67 mg/L。肿瘤标志物：CEA 5.05 ng/mL，CYFRA 21 – 1 8.04 ng/mL，CA7 – 24 45.83 U/mL。结核抗体：阴性。结核杆菌 – γ 干扰素释放试验 1.96 pg/mL。血气分析、肝肾功能、电解质、凝血功能、降钙素原、脑钠肽、自身免疫抗体 + ANCA + 心磷脂谱 + 类风湿抗体谱、尿便常规，均未见明显异常。痰涂片 + 培养：未见致病菌。肺功能：中度阻塞性通气功能障碍（FEV_1/FVC 为 57%，FEV_1% 占预计值百分比为 61%），支气管舒张试验：阴性，弥散功能重度降低。

胸部 CT 平扫提示：双肺符合慢性支气管炎、肺气肿、肺间质纤维化改变，右肺下叶背段炎症，双肺上叶胸膜下多发小结节（图 8 – 1）。

笔记

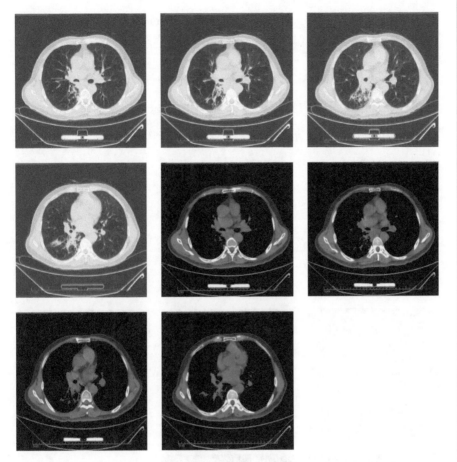

图 8 - 1　胸部 CT 平扫

初步诊断

肺炎、慢性阻塞性肺疾病急性加重。

治疗过程

给予哌拉西林舒巴坦抗感染，规律吸入噻托溴铵、布地奈德福莫特罗，对症祛痰、平喘。患者入院后第 2 天出现一过性低热，体温 37.5 ℃，可自行降至正常，后未再发热，呼吸道症状缓解后出院，出院前拒绝复查胸部 CT。

患者出院后第 2 天因受凉出现发热，体温波动于 38.5 ℃ 左右，热前伴畏寒，无明显寒战，自服"头孢克肟、对乙酰氨基酚"体温可降至正常，后又复升，伴周身乏力、关节肿痛，以右侧踝关节为主，遂再次收入我科。入院后查 ESR 70 mm/h，CRP 54.3 mg/L，完善胸部增强 CT（图 8-2）及气管镜检查（图 8-3），予比阿培南抗感染及祛痰治疗，患者体温高峰仍波动在 39 ℃左右。复查胸部 CT 平扫右肺下叶病变较前无明显吸收，综合病情考虑结核不能除外，给予试验性抗结核治疗。

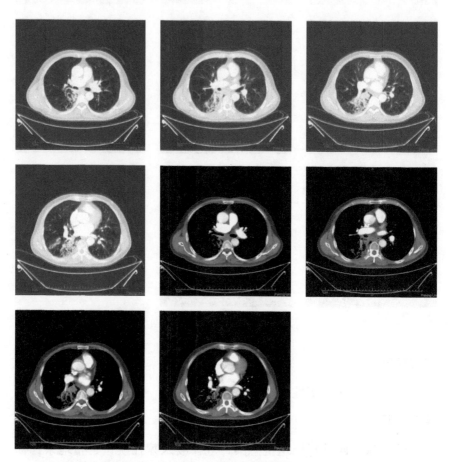

注：右肺下叶机化性肺炎可能，双肺呈慢性支气管炎继发感染样改变，局部间质性改变，散在肺气肿、肺大泡，双肺小结节，部分钙化，双侧胸膜局限增厚，纵隔内多发小淋巴结。

图 8-2 胸部增强 CT

患者院外规律口服四联抗结核药物及左氧氟沙星，仍间断出现体温升高，关节疼痛明显，遂于外院调整抗结核药物用量，期间体温仍不能降至正常，复查胸部 CT 右肺下叶病变无明显吸收，完善

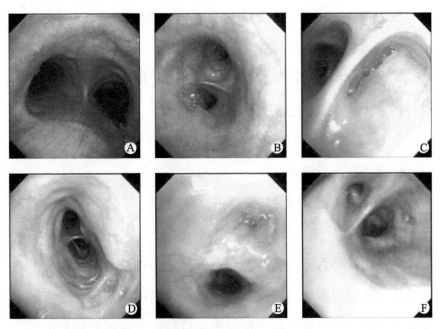

注：A. 隆突；B. 左主支气管；C. 左下叶背段；D. 右中叶；E. 右下叶背段；F. 右下叶基底段。镜下可见左肺下叶背段一亚段开口闭塞，右肺下叶一亚段开口闭塞，于右肺下叶背段开口灌洗及刷检，病原学：未见致病菌，病理检查未见肿瘤细胞，右肺下叶背段开口局部黏膜活检，病理提示支气管黏膜慢性炎伴鳞状上皮化生，黏膜下层气管黏液腺增生，灶状淋巴单核细胞浸润。

图8-3　气管镜检查

PET/CT提示右肺下叶恶性病变不除外，先后3次行气管镜检查，第3次支气管黏膜活检病理及免疫组化符合肺腺癌。给予口服靶向药物及化疗。

最终诊断

　　肺腺癌、肺性肥大性骨病、慢性阻塞性肺疾病。

病例分析

病例特点

　　1. 中年男性，长期吸烟史，长期粉尘接触史，慢性阻塞性肺疾病基础。

2. 以发热、咳嗽、气喘及关节痛为主要临床表现。

3. 查体提示肺气肿体征。

4. 实验室检查：血常规正常，CRP 轻度升高，ESR 轻度增快，肿瘤标志物异常，余化验检查未见明显异常。

5. 胸部 CT 可见一肺段大片状密度增高影，边界不清。

6. 规律抗感染效果欠佳。

7. 多次支气管黏膜活检取得阳性病理结果。

诊疗思路

发热伴肺部阴影为临床上常见征象，多种病因均可引起。对于发热伴肺部阴影的患者应作鉴别诊断，明确其病因，进行针对性对因治疗。临床医师在诊治过程中应权衡患者的利益和风险之后，再决定是否对发热伴肺部阴影患者进行试验性抗感染治疗，以降低误诊率、误治率。而目前许多临床医师对其诊疗存在较大的误区，对病因未加以区分，或不适当地使用抗感染药物进行诊断性治疗，或缺乏适当的早期经验性抗感染治疗意识，导致非感染性疾病的诊断和治疗延误或耐药选择性压力增加等问题。对于发热伴肺部阴影的患者，可以按以下步骤进行分析诊断（图 8 - 4）。

1. 鉴别肺部病变是感染性还是非感染性

肺作为人体与外界联系最密切的器官，是感染性疾病最好发部位。诊断发热伴肺部阴影的肺部病变是否为感染性，除进行详细的病史采集、体格检查外，更需要一系列的检验，如系统收集血液和呼吸道标本进行培养，必要时行血清学试验、抗原检测和分子诊断试验。其中，感染相关指标和标志物检测有助于鉴别肺部疾病为感染性或非感染性。

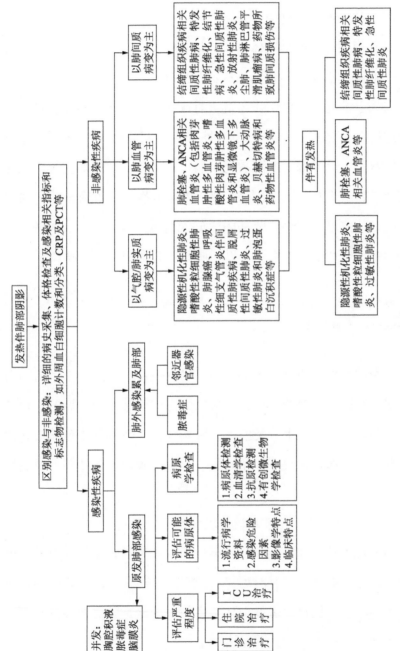

图 8 - 4　发热伴肺部阴影临床诊疗思路

2. 肺部感染性疾病的临床诊疗思路

（1）判断肺部感染是原发、继发及有无累及其他脏器。

（2）肺炎严重程度的评价。

（3）评估可能的病原体及病原学检查。

3. 肺部非感染性疾病的临床诊疗思路

临床上常见的发热伴肺部阴影的非感染性疾病有肺癌、嗜酸性粒细胞肺炎、放射性肺炎、药物性肺炎、间质性肺疾病、肺血管炎、肺水肿、肺栓塞、血液系统疾病、自身免疫性肺病变等。临床上需要结合胸部 CT、实验室检查结果具体鉴别，明确诊断。根据病变解剖部位，将发热伴肺部阴影的疾病分为以气腔（或肺实质）病变为主、以血管病变为主、以间质病变为主的三类疾病。

疾病介绍

肺炎型肺癌是近年来对以肺炎样为主要影像表现的肺癌的命名，属于弥漫型肺癌的一种，也被认为是支气管-肺泡癌的一种类型。它的影像学表现十分类似肺炎肺实变，二者鉴别困难，极易误诊和漏诊。下面是肺炎型肺癌的一些影像学表现的诊断要点及鉴别诊断。

1. 肺炎型肺癌的胸部 X 线片表现

多表现为某一肺段、肺叶的小片状或大片状密度增高影，密度均匀，边缘模糊不清，有时可见"空气支气管征"，少数病例可见斑点状钙化灶，钙化灶多位于肺实变的边缘处，肺实变多见于两肺中、下部，肺门影一般无明显增浓增大。

2. 肺炎型肺癌的胸部 CT 表现

多表现为实变，为按肺段、肺叶分布的高密度影，累及 1 个肺叶或肺段的大部分，或相邻肺叶、肺段，可见"空气支气管征"。部分患者可见特殊 CT 征象——枯枝征，是指含气的支气管壁僵直或不规则增厚，管腔不规则狭窄，分支残缺、中断。增强扫描约有 1/3 的患者出现"血管造影征"。"血管造影征"是指在增强扫描时无强化的均匀性实变区内可见明显强化的肺血管分支阴影，且血管分支阴影不规则变细或不同程度扭曲变形，CT 值 95～128 HU。不过有资料显示"血管造影征"无特异性，需结合其他影像学表现综合判断。

3. 不同类型肺炎型肺癌的影像选择

根据肺炎型肺癌的影像学表现大多数可分为三类，分别是肺段型肺癌、早期中央型肺癌、细支气管肺泡癌。

肺段或肺叶型肺癌因肿块本身较小或肿块与其远端的阻塞性肺炎混合在一起，X 线片及 CT 检查很容易误诊为肺炎，此时做 CT 增强扫描及薄层重建诊断价值较大，能清楚显示相对低密度的肿块及病变肺段的近端支气管狭窄闭塞。

早期中央型肺癌主要以阻塞性肺炎表现为主，经正规抗感染治疗 1 周后若肺炎无明显吸收，应建议患者采用 CT 薄层重建及多方位图像后处理技术，来显示支气管的不规则增厚及管腔内较小肿块影。

细支气管肺泡癌是来自细支气管 Clara 细胞和 Ⅱ 型肺泡细胞的癌肿，其基本病理特点为肿瘤细胞沿肺间质、细支气管壁及肺泡壁呈伏壁状生长蔓延，远端支气管壁不规则增厚、僵硬，管腔狭窄甚至闭塞，影像学表现两下肺叶及右肺中叶较多见，呈两肺弥漫分布的浸润性阴影，CT 扫描可见大片状高密度影，其内可见"空气支气管征"，很容易误诊为肺炎，高分辨 CT 可见支气管不规则狭窄、扭曲、僵硬感，细小支气管截断消失，多方位重建观察可显示支气管呈枯树枝样改变。脱落细胞学检查可明确诊断。

4. 肺炎型肺癌与肺炎及肺结核鉴别诊断

肺炎可发生于各年龄段患者，起病急，病情短，常有畏寒、高热、外周白细胞明显升高，抗感染治疗有效。而肺炎型肺癌一般病史较长，常少见发热，血液一般检查白细胞常不升高等，且经用抗菌及相应脱敏治疗无明显好转的应积极建议给予活检，以进一步明确诊断。对于一些治疗反应不好的肺炎应高度警惕肺炎型肺癌的可能。

肺炎型肺癌还应与肺结核鉴别，特别是浸润型肺结核，多发生于两上肺，有渗出及纤维结节，常有原发灶，而肺炎型肺癌多发生于肺周边部。

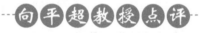

　　在临床工作中，当面临肺炎型肺癌诊断时，我们需理解其病理过程，掌握其影像学特点，选择恰当的影像学检查技术，同时紧密结合临床表现及其他辅助检查结果，这样才能最大限度地减少误诊、漏诊的发生。

参考文献

1. 发热伴肺部阴影鉴别诊断共识专家组. 发热伴肺部阴影鉴别诊断专家共识. 中华结核和呼吸杂志, 2016, 39（3）: 169 – 176.

2. 王福转, 宁培钢, 葛涛. 球性肺炎的多层螺旋 CT 表现及误诊分析. 中国 CT 和 MRI 杂志, 2014, 12（1）: 17 – 19.

（呼吸与危重症医学科　　闫维）

病例9
多部位发生的上皮样
血管内皮瘤1例

病历摘要

患者男性，75岁，主诉：间断胸闷、憋气1个月。于2018年1月18日收入院。

入院前1个月患者无明显诱因出现活动后胸闷，喘憋，夜间不能平卧，活动耐量下降，平地慢走100米不能耐受。间断有咳嗽，少量白痰，无发热、盗汗，无胸痛、咯血，无心悸、头晕、大汗，无恶心、呕吐。双下肢不肿。在家未治疗，自觉上述症状逐渐加重。为求进一步治疗，门诊以"冠心病"收入我院心血管内科。患病来患者食欲可，睡眠欠佳，大小便正常，体重无明显变化。

既往史：高血压、冠心病病史10余年，6年前曾行冠脉支架植入术，长期规律服用冠心病二级预防药物。糖尿病、胃溃疡、前列腺增生、脑梗死、慢性阻塞性肺疾病、高脂血症等病史，曾在我院外科因间断右上腹痛行腹膜后肿物切除＋胆囊切除＋肠粘连松解术，术后病理回报交界性间叶性肿瘤。

久居本地，无高盐饮食等不良生活习惯，吸烟50年，平均20支/日，已戒。无药物等不良嗜好。无疫水、疫源接触史。无工业毒物、粉尘、放射性物质接触史。

入院查体

T 36.3 ℃，P 98 次/分，R 14 次/分，BP 122/88 mmHg，神志清，精神可，左肺叩诊浊音，听诊呼吸音低，右肺听诊呼吸音粗，可闻及湿性啰音，心率70 次/分，律齐，未闻及明显额外心音，各瓣膜区未闻及病理性杂音，未闻及心包摩擦音。腹软，左下腹可触及一鸡蛋大小包块，无压痛，肝脾肋下未触及，肠鸣音无亢进。双下肢无水肿。

实验室检查

入院后完善相关化验检查。血常规：WBC 正常，NE 6.4×10^9/L，HGB 120 g/L，NE% 82.6%。PCT、BNP 正常范围。生化检查：CRP 31.44 mg/L，ALB 38.4 g/L，Glc 6.54 mmol/L。凝血功能：纤维蛋白原定量4.9 g/L↑。全亚型糖化血红蛋白（快速法）6.4%。血气分析：PaO_2 69.7 mmHg，$PaCO_2$ 34.5 mmHg。尿、便常规未见异常。甲功七项均正常。乙肝五项及输血三项均阴性。肿瘤标志物：糖基类抗原125 197.6 U/mL，余正常。心电图：窦性心律；肢体导联低电压趋势；胸前导联低电压；非特异性心房内传导阻滞；ST－T 轻度改变（冠脉支架术后）。胸部 CT（图 9－1）：左侧大量胸腔积液，相应左肺下叶及中叶舌段受压、膨胀不全；左侧胸膜多发软组织密度结节，建议胸部 CT 增强检查；左侧膈肌脚包裹性积液可能。

胸CTA：①肺动脉CTA：未见明显充盈缺损；②左侧胸膜腔占位：考虑来源于胸膜恶性肿瘤，请结合病理；③左侧膈肌脚低密度结节，性质待定；④左侧胸膜多发结节，性质待定；⑤左侧大量胸腔积液，部分肺压迫不张。腹部CT（图9-2）：左下腹部占位，间质瘤？建议增强扫描明确；胆囊未见。浅表淋巴结超声：双侧锁骨上、左侧腋下未见明显异常肿大淋巴结。双侧颈部、右侧腋下、双侧腹股沟区淋巴结显示。下肢血管超声：下肢动脉硬化合并斑块。头CT：脑实质CT平扫未见明显异常。

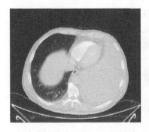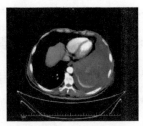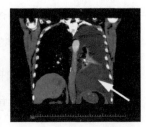

注：左侧胸膜腔大量液性密度影，内见类圆形肿块影（箭头所示），密度不均，边界不清，内不均匀强化，并见杂乱血管影，大小约124 mm×138 mm×103 mm。

图9-1   2019年1月19日胸部CT

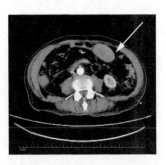

注：左下腹见一椭圆形软组织密度影（箭头所示），边缘尚清，其内密度尚均匀，大小约73 mm×43 mm，增强扫描轻度不均匀强化。

图9-2   2019年1月31日腹部CT

于2018年1月27日由心内科转入我院呼吸科，给予胸穿置管，引流出大量血性胸腔积液。胸腔积液常规：颜色、血性，比重1.033，细胞计数 32 420/μL，白细胞计数 3420/μL，多叶核细胞% 13%，单个核细胞% 87%，蛋白定性试验阳性。胸腔积液生化：葡萄糖 6.77 mmol/L，总蛋白 43.9 g/L，乳酸脱氢酶 270 U/L。胸腔积液肿瘤标志物：糖基类抗原 125 765.8 U/mL，血清骨胶素 21 – 1 4.89 ng/mL。胸腔积液找肿瘤细胞：可见大量炎细胞，少量组织细胞及间皮细胞。胸腔积液 ADA 为 8 U/L。拟为患者行胸腔镜检查，患者及其家属拒绝，2018 年 1 月 30 日于 CT 引导下行胸部肿块穿刺活检，病理回报（图 9 –3）：疏松黏液样间质背景中可见短梭形肿瘤增生，伴灶性坏死，增生细胞略稀疏，部分形成管腔样结构，可见病理核分裂象，结合免疫组化考虑为分化较好的血管源性恶性肿瘤。家属携带病理片至北京大学肿瘤医院病理科会诊，结果回报：组织形态结合免疫组化符合血管源性肿瘤，考虑恶性，肿瘤分化较好，部分呈上皮样血管内皮瘤改变。患者左下腹占位行 B 超引导下穿刺活检。病理回报（图 9 –4）：送检组织中可见短梭形肿瘤细胞和巨噬细胞，瘤细胞较稀疏，部分细胞有空泡或血管腔样结构形成，结合免疫组化考虑为血管源性恶性肿瘤，上皮样血管内皮瘤可能性大。回顾既往 4 年余前腹部 CT（图 9 –5）所见腹部包块及术后病理（图 9 –6）。

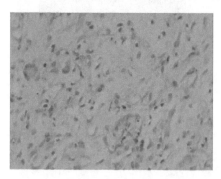

注：免疫组化：FLi – 1、ERG（＋），CD31、CD34、SMA（血管腔分化区 ＋），Ki-67（＋10%），CK、TTF1、Calretinin、S –100（－），WT1（－），血管内皮胞浆（＋）。

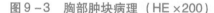

图 9 –3　胸部肿块病理（HE ×200）

笔记

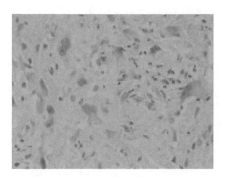

注：免疫组化：CD34（＋），CD31（＋），ERG（－），Fli－1（＋），Ki-67（5%＋），CK（－），CAM5.2（NS），SMA（＋），EMA（－），WT1（部分＋），Calretinin（－），CD117（－），NF（＋），CD99（－），P53（＋），DOG－1（－），S－100（－），Desmin（－），CD68（＋），Myoglobin（－）。

图9－4　左下腹穿刺包块（HE×200）

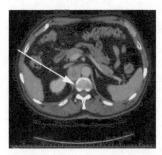

注：平右肾门水平（脊柱右前方）见类圆形软组织密度影（箭头所示），增强扫描病灶边缘呈环样强化。

图9－5　2014年6月10日腹部增强CT

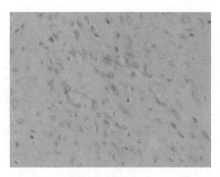

注：肿瘤细胞相对稀疏，呈梭形或卵圆形，可见多核瘤细胞或瘤巨细胞，核仁明显，有的似形成不明显的腔隙。免疫组化：SMA（＋），Desmin（＋），Myoglobin（－），CD34（血管＋），S－100（－），Ki-67（约1%＋），NF（＋），CD99（－），P53（＋），CD117（－），DOG－1（－），caldesmon（灶＋），ALK（－），重复染NF（＋）。

图9－6　腹膜后切除肿瘤（HE×200）

诊断

上皮样血管内皮瘤（左侧胸膜、左下腹、腹膜后），左侧恶性胸腔积液，冠状动脉粥样硬化性心脏病，不稳定性心绞痛，冠状动脉支架植入术后状态，2 型糖尿病，高血压 3 级（极高危），脑梗死，高脂血症，慢性阻塞性肺疾病，消化性溃疡，前列腺增生，低钾血症。

治疗过程

2018 年 2 月 20 日患者开始服用甲磺酸阿帕替尼 850 mg qd 治疗 2 个月，复查胸部及腹部 CT 提示肿瘤均较前增大，2018 年 4 月 23 日开始予重组人血管内皮抑制素靶向治疗 2 个周期（7.5 mg/m^2 15 mg d1 ~ d14 q21d）。复查胸部和腹部增强提示肿块均较前增大，且腹膜后转移。2018 年 6 月 21 日开始给予贝伐珠单抗注射液治疗，具体如下：7.5 mg/kg 400 mg（减量 20%）d1，q21d。1 个月后复查胸部 CT 提示肿瘤较前明显增大（图 9 - 7）。患者一般情况极差，卧床，逐渐出现恶病质，对症支持治疗。于 2018 年 10 月 6 日因多器官功能衰竭死亡。

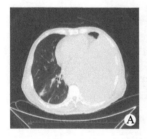 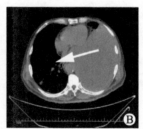 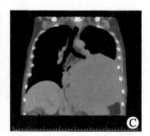

注：A. 肺窗；B. 纵隔窗；C. 胸部 CT 冠状位。左肺下叶巨大软组织肿块（箭头所示），密度不均，下叶支气管受压、狭窄，与纵隔关系密切。纵隔多发淋巴结，右侧肺门结构不清。

图 9 - 7 2018 年 7 月 9 日胸部 CT

病例分析

病例特点

1. 老年男性，有冠心病、高血压、慢性阻塞性肺疾病等病史，曾行腹膜后肿物切除＋胆囊切除＋肠粘连松解术，术后病理回报：交界性间叶性肿瘤。

2. 以反复发作性胸闷为主要表现。

3. 体检左肺叩诊浊音，听诊呼吸音低，右肺听诊呼吸音粗，可闻及湿性啰音。腹软，左下腹可触及一鸡蛋大小包块，余阴性。

4. 胸部 CT 提示左侧胸膜腔大量积液，内见类圆形肿块影。腹部 CT 提示左下腹软组织密度影。

5. 胸部肿块及腹部软组织（包括手术切除组织）镜下均可见短梭形肿瘤细胞，部分形成管腔样结构。

6. 组织免疫组化均提示 CD34 和（或）CD31 阳性。

诊疗思路

患者左侧大量胸腔积液伴胸膜肿物，需与以下疾病鉴别。

（1）转移癌：患者高龄，单侧胸腔肿块伴大量胸腔积液，腹部可见包块，警惕恶性肿瘤转移可能，结合肿物穿刺病理及免疫组合可鉴别。虽然上皮样血管内皮瘤（epithelioid hemangioendothelioma，EHE）可部分表达上皮标志物，如 CK7、CK18 等，但可用血管内皮标志物 CD34、CD31 等将二者分开。

（2）结核性胸膜炎：患者老年，有糖尿病病史，以间断胸闷就诊，胸部 CT 提示单侧胸腔大量胸腔积液，需要鉴别结核性胸膜炎。该患者无明显低热、盗汗、纳差、消瘦等典型结核中毒表现，胸腔积液化验腺苷脱氨酶（adenosine deaminase，ADA）阴性，结合胸膜肿块病理可鉴别。

（3）胸膜恶性间皮瘤：恶性胸膜间皮瘤胸腔积液和肿瘤组织中透明质酸和乳酸脱氢酶含量增高，病理上表现为上皮型、肉瘤型和混合型；电镜下瘤细胞胞质和细胞间形成腔隙，表面有长绒毛；免疫组化染色细胞角蛋白、波纹蛋白和间皮单克隆抗体阳性。

（4）心力衰竭：患者老年，有冠心病、高血压病史，以胸闷、憋气就诊，胸部 CT 提示胸腔积液，需鉴别心功能不全所致积液，后者多表现为双侧积液，且无胸膜肿块表现，常伴有肝脾肿大、肢体水肿等，化验提示 BNP 往往升高，且胸腔积液化验为漏出液，与本病的渗出液不同。

（5）上皮样血管瘤：大部分发生于头颈部，间质可见大量嗜酸性粒细胞浸润。大多数毛细血管瘤的毛细血管分化良好，由多细胞构成可辨认的血管腔结构。上皮样血管内皮被覆于大多数管壁内面，并呈墓碑状或钉突样突向管腔。

（6）上皮样血管肉瘤：也可见上皮样结构，但一般无典型的细胞质内管腔结构。血管分化更原始，形成不规则的相互吻合的血管腔。肿瘤细胞异型性明显，核分裂象多见，出血坏死明显。

（7）上皮样肉瘤样血管内皮瘤（假肌源性血管内皮瘤）：该病更为罕见，主要发生于下肢，镜下主要由胖梭形细胞组成，呈片状或疏松束状排列，以深伊红染的 CK 阳性的上皮样肉瘤样细胞性结节为特点。半数以上病例间质中见明显中性粒细胞浸润。

疾病介绍

　　EHE 是一种少见的低度恶性肿瘤，由 Weiss 和 Enzinger 于 1982

年首先报道和命名。1994 年 WHO 软组织肿瘤的组织学分类将 EHE 列入交界性血管内皮瘤，2002 年 WHO 已将其列入恶性脉管瘤。2013 版 WHO 分类将其归为恶性血管性肿瘤。其临床生物学行为介于良性血管瘤和血管内皮肉瘤之间，可发生于任何年龄和部位。该病可发生于全身各部位，以软组织居多，也可发生于肝、肺、脑、骨、皮肤等部位。患者年龄为 12～86 岁，平均年龄 50 岁，女性多见。该病发病率较低，致病因素和发病机制尚不清楚，一般认为可能与口服避孕药、妊娠及激素治疗相关。也有遗传学研究显示，EHE 中存在第 11、第 12 号染色体位点缺失与插入，以及染色体异位等，如 t（1；3）(p36；q25) 和 t（10；14）(p13p；q42)，并形成 *WWTR1 - CAMTA1* 及 *YAP1 - TFE3* 融合基因，这些都可能成为诊断的分子靶标。该病常无临床体征及症状，或表现为非特异性症状。

病理组织学上，肿瘤细胞呈上皮样，细胞肥胖、圆形或梭形，胞质嗜酸、浅染，部分核呈空泡状伴有不明显的核仁；排列成条状、小巢状或单个散在分布，伴细胞内管腔形成，腔内偶可见红细胞；肿瘤边缘瘤细胞较丰富，而中央则富于黏液样（淡蓝色）至玻璃样变（深粉色）的间质。据统计 36% 的肿瘤可见坏死，23% 可见钙化，86% 可见炎细胞浸润。免疫组织化学染色，在血管内皮标志物 CD34、CD31、F8 和 vWF 中，肿瘤细胞至少显示其中一种的强阳性表达，提示瘤细胞为血管内皮来源，通常肿瘤也可表达 vimentin、Ⅳ型胶原和 laminin。值得注意的是部分病例可有 CK7、CK20 及 CAM5.2 的可疑阳性表达。

EHE 的治疗包括手术切除、化疗、放疗等，但由于疗效不明确，许多患者不经治疗也可以带病生存很多年，加上有肿瘤可部分自行消退的报道，所以治疗应个体化。

对于单发局限性或病灶较少适宜手术的病例首选手术切除，包括完整切除瘤体及包膜，条件许可的情况下，争取切除周围包绕的正常组织，以减少局部复发。疑有区域淋巴结转移时，实施淋巴结清扫术。适宜部位可以采用微创手术，如胸腔镜、腹腔镜等，同样可以达到根治目的，并可减轻患者的创伤及痛苦。

文献报道用于治疗 EHE 的药物众多，有环磷酰胺、异环磷酰胺、达卡巴嗪、表阿霉素、顺铂、卡铂、依托泊苷、长春地辛、长春新碱、诺维苯等，但疗效不肯定。

EHE 作为软组织肿瘤对放射治疗中低度敏感，放疗效果不佳。但仍有不少文献报道对于脑部、纵隔、骨骼等部位的 EHE 施行放疗，可减少术后复发转移及缓解症状，从而提高远期生存率。对于采取何种放疗方式及具体照射剂量文献中尚未提及。

生物治疗主要目的是改善个体对肿瘤的应答反应及直接效应，包括免疫治疗及分子靶向治疗等。近年来有较多使用干扰素 α2 及白介素 –2 治疗的报道。

对于多发或大病灶及某些部位（肝、脑等）的肿瘤可考虑介入区域化疗及栓塞。

多篇文献报道 EHE 的产生与雌激素、孕激素水平有关，可能是一种激素敏感性肿瘤，这为临床治疗提供了研究的方向。

EHE 与血管内皮增生有关，有研究表明血管内皮抑素可诱导内皮细胞产生凋亡，从而抑制内皮细胞的生长。抗血管生成药物众多，目前最为瞩目的是恩度，是已鉴定出的血管生成直接抑制药物。

Kitaichi 等的研究显示，肺 EHE 患者胸膜渗出、纤维素性胸膜炎、胸膜外的转移及梭形细胞量的增加是预后不良的重要的相

关因子；多变量分析胸膜血性渗出是低存活率的决定因素。而
Randa 等的分析认为男性，有咳嗽、咯血、胸痛等症状的患者，
肺多发的结节，胸膜渗出，多部位的转移及淋巴结的转移，是
EHE 的重要的危险因素，有症状患者和有胸膜渗出是独立的生存
率预测因子。

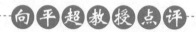

    EHE 是一种少见的血管内皮来源的肿瘤，而多器官发生
的 EHE 则更为罕见。由于疗效不明确，许多患者不经治疗也
可以带病生存很多年，加上有肿瘤可部分自行消退的报道，
所以治疗应个体化。

参考文献

1. BISBINAS I, KARABOUTA Z, GEORGIANNOS D, et al. Multifocal epithelioid hemangioendothelioma of the foot and ankle: a case report. J Orthop Surg, 2014, 22 (1): 122 – 125.

2. FLUCKE U, VOGELS R J, DE SAINT AUBAIN SOMERHAUSEN N, et al. Epithelioid hemangioendothelioma: clinicopathologic, immunhistochemical, and molecular genetic analysis of 39 cases. Diagn Pathol, 2014, 9: 131.

（呼吸与危重症医学科　宋丽萍）

病例 10
肺部阴影性质待查 1 例

病历摘要

患者男性，66 岁，因"反复咳嗽、咳痰 20 余年，活动后气喘 10 余年，加重 1 个月"于 2019 年 6 月 29 日入院。

患者 20 余年来反复出现咳嗽、咳痰，与受凉、季节转换及闻刺激性气味等因素有关。自服消炎止咳药后症状可缓解。10 余年前逐渐出现活动后气喘。5 年余前于煤炭工业职业医学研究所诊断为"煤工尘肺 I 期"。10 个月前（2018 年 8 月 29 日）患者于我院门诊完善胸部 CT（图 10 - 1）提示：两肺多发大小不等结节状高密度影，均胸膜下分布，贴胸膜生长，边界较清楚，密度比较均匀。当时无发热、寒战，咳嗽、咳痰不明显，无盗汗、胸痛、咯血，无纳

笔记

差、乏力等症状，考虑尘肺结节可能性大，建议随诊观察。4月余前（2019年2月19日）患者门诊复查胸部CT（图10-2）提示：双肺多发结节较前进展，原有结节明显增大，有新发结节出现，部分结节内可见空泡征，故收入我科住院。期间完善血液一般检查、ESR、PCT等炎性指标均不高，ANA、ENA谱、ANCA谱均阴性，CEA轻度升高（5.7 ng/mL）；支气管镜检查提示支气管黏膜炎症改变，右上叶后段及右下叶外基底段刷片及肺泡灌洗液病原学均阴性，细胞学未见恶性肿瘤细胞；完善CT引导下肺穿刺活检，穿刺组织呈絮状，病理提示少量肺组织呈轻度慢性炎，抗酸染色阴性。考虑肺真菌感染尤其是隐球菌不除外，建议口服抗真菌治疗后复查胸部CT，但患者院外未规律用药。此后患者出现胸闷、憋气，起初程度不重，咳嗽、咳少量白黏痰，仍无发热、盗汗、胸痛等不适。入院前1月余胸闷、憋气程度较前加重，右侧卧位尤为明显，时有夜间憋醒，咳嗽加重，白黏痰，痰量不多，伴纳差、乏力，无肢体浮肿、少尿，无心悸、胸痛等症状。于我科门诊完善胸部CT提示：两肺多发结节较前改善不明显，双侧胸腔微量积液。后患者就诊于北京某医院，完善自身抗体谱、ANCA谱、RF、血G试验、GM试验均阴性，借我院肺穿刺病理切片会诊提示上皮未见异型，肺泡间隔增宽，肺泡腔内少量吞噬细胞，间质散在淋巴细胞浸润，TB（-）；完善血隐球菌抗原阴性。建议住院进一步检查，患者未同意。入院3天前再次于我科门诊复查（2019年6月26日）胸部CT（图10-3）提示：两肺多发病灶较前进展，胸膜下结节进一步增大，边缘比较模糊，右肺下叶有斑片、团片影，伴右侧胸腔积液，胰腺体尾部低强化灶。为进一步诊治以"煤工尘肺、肺部阴影待查"收入院。患者自起病以来无腹痛、腹泻、呕吐、呕血、黑便；无头晕、头痛、晕厥；

无尿频、尿急、尿痛；无口干、眼干，无周身关节疼痛及皮疹。精
神、食欲欠佳，睡眠可，大小便基本正常。近期体重无明显改变。

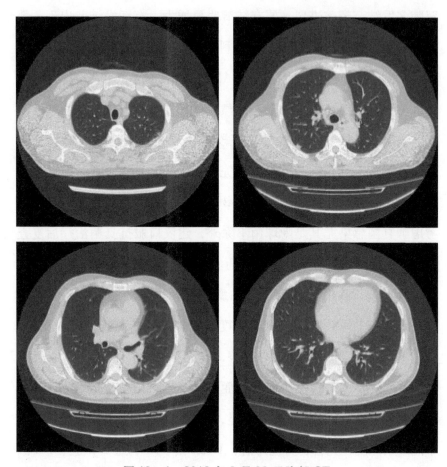

图 10 - 1　2018 年 8 月 29 日胸部 CT

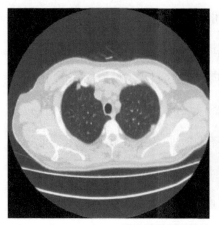
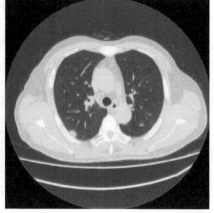

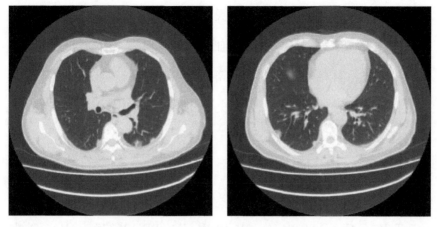

图 10 −2 2019 年 2 月 19 日胸部 CT

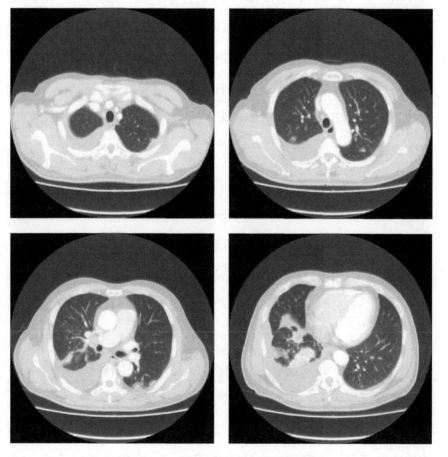

图 10 −3 2019 年 6 月 26 日胸部 CT

既往史：平素健康。否认肝炎史、结核史，5 年前左手掌骨骨折手术病史，遗留钢钉。否认输血史，否认食物、药物过敏史。

个人史：其相邻楼层居民有养鸽史 10 月余，近 2 个月自行饲养 1 只鸽子。否认嗜酒史、吸烟史，北京矿务局退休工人，有岩石粉尘接触史 30 年。

婚育史、家族史无特殊。

入院查体

T 36.6 ℃，P 80 次/分，R 19 次/分，BP 125/75 mmHg。神志清，精神尚可，全身浅表淋巴结未及肿大。口唇无发绀，球结膜无充血、水肿。颈静脉无怒张，胸廓正常对称，右下肺叩诊浊音，右下肺呼吸音稍低，双肺未闻及干湿性啰音。心界不大，心率 80 次/分，律齐，各瓣膜听诊区未闻及病理性杂音。腹软，无压痛、反跳痛，未触及肿块，肝脾未及，双下肢无水肿。

实验室检查

血气分析（未吸氧）：pH 7.417，PaO_2 72.3 mmHg↓，$PaCO_2$ 36.9 mmHg，Lac 3.5 mmol/L↑，SaO_2 95.7%。血常规、生化、凝血功能、ESR、PCT、BNP 检查无明显异常。尿常规：白细胞 1 +↑，蛋白质（1 +）↑，潜血（3 +）↑。血清肿瘤标志物：CEA 6.74 ng/mL↑，CA - 125 51.5 U/mL↑，CA - 199 62.21 U/mL↑，CA - 724 22.97 U/mL↑，CYFRA21 - 1 4.44 ng/mL↑。ANA、ENA 谱、ANCA 谱阴性。免疫球蛋白 IgA、IgG、IgM、IgE 正常。结核杆菌 γ - 干扰素释放试验 1.18 pg/mL↑。PPD 试验 2 +。痰涂片、培养未见致病菌，找抗酸杆菌、真菌（-）。肺功能：轻度限制性通气功能障碍，弥散功能正常。心电图：窦性心律不齐，心脏呈逆钟向转位，ST 段轻度改变。浅表淋巴结超声未见明显异常。胰腺增强 MRI：胰体

尾部异常信号，自身免疫性胰腺炎可能；胃大弯侧曲张静脉。外送北京大学人民医院检测 IgG 及其亚型正常范围。

2019 年 7 月 3 日完善胸腔穿刺抽液，抽取 600 mL 黄色清亮液体。胸腔积液常规：黄色透明，比重 1.032，蛋白定性试验阳性，细胞计数 1675/μL，白细胞计数 675/μL，白细胞：单个核细胞% 30%，多叶核细胞% 70%；胸腔积液生化检查：总蛋白 30.7 g/L，Glc 5.6 mmol/L，LDH 104 U/L；胸腔积液培养未见致病菌，未见抗酸杆菌及真菌；胸腔积液 ADA 13 U/L；胸腔积液肿瘤标志物：CEA 663.59 ng/mL↑,CA-125 866.6 U/mL↑,CA-199 >1200.00 U/mL↑，CA-242 50.17 U/mL↑，CA-724 135.15 U/mL↑，CYFRA21-1 > 100.00 ng/mL↑，CA-50 >200.00 U/mL↑；胸腔积液病理：（浆膜腔积液）可见间皮细胞和炎细胞，未见明确恶性肿瘤细胞。

期间反复建议患者完善 CT 引导下肺穿刺活检或胸腔镜、气管镜等检查进一步明确病变性质，患者均拒绝。

2019 年 7 月 15 日再次胸腔穿刺抽液，化验胸腔积液性质提示渗出液，送检病理提示（浆膜腔积液）及细胞蜡块：可见癌细胞，结合免疫组化倾向腺癌细胞，请结合临床详查消化道、胰腺及胆道系统。免疫组化：CK7(+)，CK20（个别+），CDX-2(+)，p53 (-)，TTF-1(-)，CK19(+)，calretinin(-)，CK5/6(-)。

进一步完善全身 PET/CT：①双肺及右侧胸膜多发大小不等的结节及肿块影，首先考虑肺癌伴双肺及胸膜转移；②右肺部分压迫性肺不张，双肺陈旧性病变。右侧胸腔积液；③胰腺代谢活性未见异常，胆囊炎，脾脏钙化点，左上腹腔血管迂曲扩张；④双肾囊肿，左肾结石，前列腺钙化，双侧睾丸鞘膜积液；⑤椎体退行性，L5 椎体略向后滑脱；⑥全脑代谢活性减低，老年性脑改变，头核磁：未见转移征象。

2019 年 8 月 5 日经患者同意行 CT 引导下肺穿刺活检，（肺）穿刺组织病理：肺组织内可见腺癌浸润。癌组织成分较少，用于做基因检测，请结合临床鉴别是否为肺原发。肺癌组织 16 基因检测回报：*EGFR*、*AKT1*、*BRAF*、*FGFR1*、*HER2*、*KIT*、*KRAS*、*MEK1*、*MET*、*NARS*、*PDGFRA*、*PIK3CA*、*RET* 基因无突变。*TP53* 基因第 4 外显子碱基 c.215C > G，p.P72R，突变比例 94.89% 。*EML4 - ALK*、*ROS1*、*RET* 基因融合突变阴性。

诊断

右肺恶性肿瘤，右肺腺癌，T4N0M1a ⅣA 期，右侧恶性胸腔积液，双侧肺继发恶性肿瘤（双肺内多发转移），煤工尘肺，肾结石。

治疗过程

诊断右肺腺癌、右侧恶性胸腔积液后给予右侧胸腔闭式引流，充分引流胸腔积液后予胸腔内注射贝伐珠单抗治疗，过程顺利。基因检测阴性，予培美曲塞 + 卡铂化疗，同时静脉滴注贝伐珠单抗。化疗 2 个周期后复查胸部 CT（图 10 - 4）提示，部分胸膜下结节较前缩小，右下肺病变较前进展。目前患者正在进行第 3 个周期化疗。

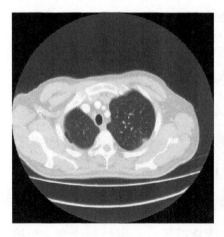
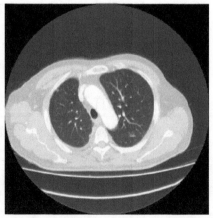

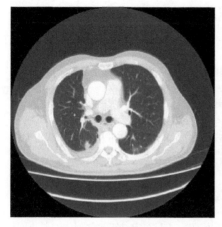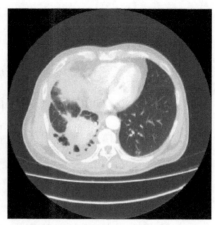

图 10 - 4　2019 年 10 月 10 日胸 CT

病例分析

病例特点

1. 患者老年男性，长期接触岩石、煤炭粉尘史，曾诊断煤工尘肺。

2. 查体发现两肺多发结节，胸膜下分布，大小不等，形态不规则，且逐渐进展，后期出现胸腔积液。

3. 反复完善炎性指标、病原学、免疫相关检查均阴性，支气管镜刷片、肺泡灌洗液病原学及细胞学均阴性；第 1 次 CT 引导下肺穿刺活检提示慢性炎症。

4. 住院后反复抽取胸腔积液，胸腔积液性质为渗出液，胸腔积液肿瘤标志物显著升高，最终第二次送检病理找到腺癌细胞。

5. PET/CT 考虑肺癌并双肺、右侧胸膜多发转移。第 2 次 CT 引导下肺穿刺活检提示腺癌，基因检测阴性。

诊疗思路

该患者两肺多发结节伴胸腔积液，需鉴别以下疾病。

1. 感染性疾病

（1）细菌感染：如金黄色葡萄球菌、肺炎克雷伯菌、嗜肺军团菌等。对本患者来说，疾病过程中始终没有发热、黄痰，反复多次化验血常规、PCT 等感染相关指标均不高，所以我们排除常见的细菌感染及不典型病原体的感染。

（2）结核/非结核分枝杆菌：结核是尘肺患者常见的并发症之一，且影像上结核可有多种形态的改变。但该患者没有结核感染中毒症状，既往气管镜刷片、灌洗液及肺穿刺组织抗酸染色均阴性，没有结核及非结核分枝杆菌感染的依据。

（3）真菌：如曲霉菌、念珠菌、隐球菌感染等。患者有接触鸽子的病史，肺穿刺组织呈絮状，需警惕隐球菌感染。且隐球菌病可发生于免疫功能正常的人群，可以无症状或症状轻微，影像上可表现为多发结节，病灶多位于肺野外带和胸膜下区，可伴胸腔积液，所以该患者隐球菌感染不能排除，但肺组织标本中未找到隐球菌，荚膜抗原阴性，证据不足。

2. 非感染性疾病

（1）间质性肺疾病：①机化性肺炎：胸部 CT 典型表现是单侧或双侧胸膜下的实变影，以双下肺为主，常有支气管充气征，还可表现为磨玻璃影及"反晕征"，CT 动态观察可发现病灶呈游走性，患者常有数周以上的中高热，伴干咳、气促，病变部位的组织病理活检是最终确诊的"金标准"，抗感染治疗无效，糖皮质激素治疗有效。②结节病：多见青年人，可表现为全身乏力、低热、呼吸困难。影像上多有肺门和纵隔淋巴结肿大，可伴钙化；典型的表现为沿支气管血管周围和胸膜下分布的微结节，中上肺为主；非典型表现为气腔结节，磨玻璃影或实变；晚期可进展为大面积纤维化。③结缔组织疾病相关间质性肺疾病：患者常有反复发热、皮疹、关节痛、口腔溃疡、脱发等表现，CT 表现为以胸膜下和双下肺为主、弥漫分布的磨玻璃影、网格状影及不规则条索影，可伴有局部小片状实变和牵拉性支气管扩张，但少见蜂窝肺改变。

（2）ANCN 相关性血管炎：如肉芽肿性多血管炎（granulomatosis with polyangiitis，GPA），为累及全身多个系统的坏死性、肉芽肿性血管炎，主要侵犯上呼吸道、下呼吸道和肾脏，c‑ANCA 和 PR3 常阳性，影像呈多发结节或肿块影，空洞常见于大结节，磨玻璃影提示为出血、可出现晕影或反晕征，累积气道时可出现声门下气管狭窄，胸腔积液和纵隔淋巴结肿大少见。

（3）IgG4 相关性疾病（IgG4‑related disease，IgG4‑RD）：是一种免疫介导的炎症伴纤维化疾病，以血清 IgG4 水平增高、病变组织见大量 IgG4 阳性浆细胞浸润为特征，临床表现异质性强，可累及全身多个器官与系统，可仅有一个器官被累及，亦可累及多个器官。其中 IgG4‑RD 肺部病变可累及肺实质、胸膜、纵隔及气管，临床表现与恶性肿瘤相似，可表现为咳嗽、咳痰甚至咯血，影像学可表现为实性结节型、多发圆形磨玻璃影型、肺泡间质型、支气管血管束型 4 种形态，各形态可单独存在，亦可并存。该患者同时存在胰腺病变，需警惕此病可能。但该患者化验血清 IgG4 阴性，尚需组织病理学的支持。

（4）肿瘤性疾病：①肺癌尤其是肺腺癌：血 CEA 常升高，影像学可表现为斑片状实变或腺泡结节、局限磨玻璃影、部分实性磨玻璃结节，大叶实变影。②转移瘤：肺部是转移瘤最多发的部位，常见绒毛膜上皮癌、乳腺癌、骨肉瘤、胰腺癌、肾癌等。肺转移的途径可以是血行播散、淋巴道转移或邻近器官直接侵犯。血行转移时影像上可以表现为两肺多发大小不等结节或球形阴影，以中下肺野多见，边缘较清，密度中等。淋巴道转移时可表现为中下肺野网状及多发小结节粟粒状阴影。③淋巴瘤：可有多种表现形式，有时易与肺部感染性疾病或肺部肿瘤相混淆，确诊需组织活检病理。

最终该患者病理诊断为腺癌，结合 PET/CT 结果考虑肺腺癌，肺内多发病灶，伴双侧肺内及胸膜转移，未发现远处转移及区域淋巴结转移征象，根据国际肺癌研究协会分期标准，为 T4N0M1a ⅣA 期。

疾病介绍

肺癌是煤工尘肺患者常见的并发症之一。煤工尘肺患者合并肺癌的危险性比健康人群高 1.32~10.34 倍，且肺癌的发病年龄比一般人群提前 10~15 年，成为尘肺病患者的第二位死因。组织学以鳞癌多见，腺癌次之。肺腺癌发病率逐年增长，已经成为非小细胞肺癌中最常见的亚型，几乎占全部肺癌的 50%，且总体生存率较低。

肺腺癌早期无明显特殊症状，一般以发热、咯血、胸痛、气急等呼吸系统症状为主，或无症状，故很容易被忽略。也有患者早期存在肺外表现（骨关节疼痛、肩背痛甚至脑转移等相关症状）。晚期症状则因患者体质不一存在差异，常见症状有疼痛、声音嘶哑、头颈部水肿、胸腔积液等。近年来，肺腺癌在女性、非吸烟者或从不吸烟者，甚至是年轻的成年人中越来越普遍。

肺腺癌影像上可有多种表现：①孤立结节型：包括磨玻璃影、

实性/部分实性结节，当有此类影像学表现时，临床上比较容易想到肿瘤性疾病可能；②弥漫结节型：包括普通弥漫结节型、微小结节型、环形结节型、弥漫毛玻璃影。此类影像学表现临床上常误诊为结核等特殊病原体感染或间质性肺疾病，需仔细甄别；③肺炎样型：包括肺叶实变影、大片磨玻璃影，诊断初期易误诊为感染性疾病，当抗感染治疗效果不佳时需想到肺腺癌可能，及早穿刺活检证实；④间质样型；⑤混合型：同一患者影像上可同时存在磨玻璃影、实性结节影、间质性改变等，可为多原发肺癌。

治疗应当采取综合治疗的原则，即根据患者的机体状况，肿瘤的细胞学、病理学类型，侵及范围（临床分期）和发展趋向，采取多学科综合治疗（multi-disciplinary team，MDT）模式，有计划、合理地应用手术、化疗、放疗和生物靶向等治疗手段，以期达到根治或最大限度控制肿瘤，提高治愈率，改善患者的生活质量，延长患者生存期的目的。非小细胞肺癌目前国内外均采用 TNM 分期方法，Ⅰ期和Ⅱ期患者首选手术治疗，ⅢB期及Ⅳ期患者，多选择化疗为主的多学科综合治疗。EGFR、ALK 基因检测结果呈阳性的晚期肺癌患者，推荐首选分子靶向治疗。对晚期肺癌患者来说，治疗的目标是尽可能控制疾病进展并缓解症状。目前推荐对 PS 评分 0~1 分及部分 2 分的患者给予含铂两药联合化疗，多项研究显示，培美曲塞联合顺铂对于肺腺癌疗效更好。血管内皮抑素和含铂化疗联合应用可提高晚期非小细胞肺癌的生存率，因此抗血管生成剂贝伐珠单抗，以及重组人血管内皮抑素与化疗联合也是临床常选用的治疗方案。通常在每 2 个周期化疗后进行疗效评估。

恶性胸腔积液治疗方案的选择取决于多种因素，包括患者的症状和体能状况、原发肿瘤类型、全身治疗的反应、胸腔积液引流后肺复张程度等。治疗方法包括临床观察、治疗性胸腔穿刺、肋间置管引流及胸膜固定术、门诊长期留置胸腔引流管、胸腔镜等。

总体来说肺癌的预后很差，5 年相对生存率仅为 15% 左右，隐性肺癌早期治疗可获治愈。规范有序的诊断、分期及根据肺癌临床行为制订多学科治疗方案，可为患者提供可能治愈或有效缓解的最好的治疗方法。

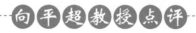

近年来，肺腺癌的发病率逐年增高，其临床症状多不典型，影像学可呈多种多样，缺乏特异性征象，常给临床诊断带来困难，极易被误诊。单一的肺结节临床容易想到肿瘤的可能性，但约 1/4 肺腺癌呈多发性结节或肿块，亦可见多发性空洞。多数认为肿瘤起源是单一的，多发性结节是经支气管播散所致，也见于各型原发性肺癌血源性肺内播散；还可见于多原发性肺癌，研究认为有 22% 的腺癌患者可有多个原发病灶，其中 33% 同时发生。确诊需组织病理学依据，但有时单次穿刺很难获得阳性结果，临床需反复、多部位穿刺活检。

参考文献

1. KHOSROSHAHI A, WALLACE Z S, CROWE J L, et al. International consensusguidance statement on the management and treatment of IgG4 – related disease. Arthritis Rheumatol, 2015, 67 (7): 1688 – 1699.

2. 韩国敬, 胡红, 毛丹, 等. IgG4 相关性肺疾病八例临床特征分析. 中华结核和呼吸杂志, 2017, 40 (3): 193 – 198.

3. ZHOU Q H, FAN Y G, WANG Y, et al. China national guideline of classification, diagnosis and treatment for lung nodules (2016 version). Zhongguo Fei Ai Za Zhi, 2016, 19 (12): 793 – 798.

4. QIN K, RADIOLIGY D O. CT imaging features analysis of bronchioloalveolar carcinoma. Modern Medical Imageology, 2016, 25 (23): 61 – 62.

5. ANNA C BIBBY, PATRICK DORN, LOANNIS PSALLIDAS, et al. ERS/EACTS statement on the management of malignant pleural effusions. Eur Respir J, 2018, 52 (1): 1800349.

6. 李东航, 姚颐, 耿庆. 中国临床肿瘤学会肺癌诊疗指南（2018 版）更新解读. 临床外科杂志, 2019, 27 (1): 36 – 39.

（呼吸与危重症医学科　赵璨）

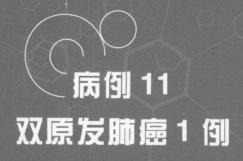

病例 11
双原发肺癌 1 例

病历摘要

患者男性，61 岁。主诉：间断咳嗽、痰中带血 3 月余，首诊日期为 2017 年 12 月。

患者于 3 月余前无明显诱因出现咳嗽、咳痰，痰量不多，为白痰，间断有痰中带血丝，量为每日 3～5 mL，偶有轻度喉鸣，未行系统诊疗。3 天前就诊我院门诊，完善胸部 CT 平扫结果提示左肺上叶、右肺下叶占位。

既往史：冠心病、胃溃疡、腰椎骨关节病病史。

个人史：吸烟史 30 余年，20～30 支/日，戒 1 年余。饮酒史 30 余年，白酒每日 50～100 g，啤酒每日 500～1000 mL，戒酒 6 年余。

家族史：父亲死于肺癌，母亲死于脑血管病。

入院查体

T 36.7 ℃，P 80 次/分，R 20 次/分，BP 120/70 mmHg，双肺呼吸音清，未闻及干湿啰音，语音传导未见明显异常，未及明显胸膜摩擦音。

实验室检查

血常规：WBC 5.8×10^9/L，NE% 56.9%。生化检查：肝肾功能、电解质正常范围。CRP、PCT、IL-6、ESR 正常范围。血气分析：pH 7.381，SaO_2 96.1%，PaO_2 81.1 mmHg，BE -0.8 mmol/L，$PaCO_2$ 42.1 mmHg，Lac 2.2 mmol/L。肿瘤标志物：CEA 9.47 ng/mL↑，CYFRA21-1 4.44 ng/mL↑。尿、便常规阴性。心电图：未见明显异常。肺功能：轻度限制性通气功能障碍。2017 年 12 月 29 日胸部增强 CT：左肺上叶（约 46 mm×43 mm×37 mm）、右肺下叶多发团块占位（约 43 mm×38 mm×32 mm），恶性病变可能性大，累及局部胸膜可能，左上肺病变远段轻度阻塞性炎症（图 11-1）。

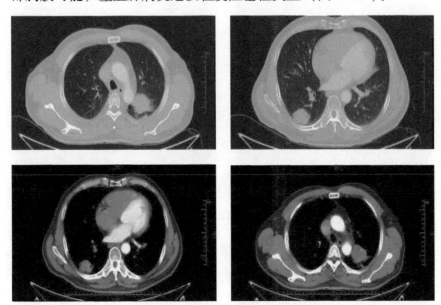

图 11-1　胸部增强 CT 扫描

为进一步明确病变性质，于 2018 年 1 月 3 日行 CT 引导下左肺病灶穿刺活检（图 11 - 2）。

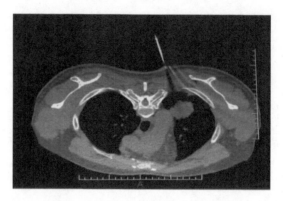

图 11 - 2　CT 引导下左肺穿刺活检

2018 年 1 月 4 日肺穿刺活检病理结果：送检组织中可见癌浸润，结合形态及免疫组化符合浸润性肺腺癌。免疫组化结果：P40（ - ），CK5/6（ - ），TTF - 1（ + ），NapsinA（ + ），CK7（ + ），Ki-67（热点区 40% + ），Syn（ - ），CgA（ - ），CD56（ - ）（图 11 - 3）。

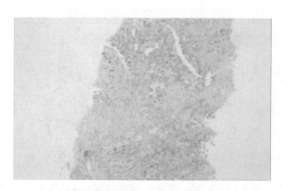

图 11 - 3　左肺穿刺组织病理（HE×40）

同时完善其他检查协助肿瘤分期：①腹部 B 超：腹膜后主动脉周围未见明确肿大淋巴结。胆囊壁息肉样病变；②全身浅表淋巴结超声：未见异常肿大淋巴结；③头部增强核磁：颅内未见明显转移性病变，双侧丘脑腔隙性脑梗死；④骨扫描：左前第 1 肋轻度异常血运丰富代谢旺盛灶（结合病史考虑外伤所致）。

诊断

左肺上叶腺癌 T2N0M1a Ⅳ 期，右下肺转移？双原发肺癌（couble primary lung cancer，DPLC）？本例患者考虑双原发肺癌可能大，因患者不同意再次行右下肺病灶穿刺活检，不同意手术，故只能诊断左肺上叶腺癌 T2N0M1a Ⅳ 期，右下肺转移可能大；治疗按左肺上叶腺癌 T2N0M1a Ⅳ期，右下肺转移进行。

治疗过程

穿刺肺组织个体化治疗靶向基因检测结果显示：本例患者 *EGFR* 基因不存在体细胞突变；*KRAS* 基因 12 密码子存在体细胞突变；*EML4 - ALK*、*ROS1* 融合基因为阴性。

1. 一线化疗

本例患者无靶向治疗指征，予紫杉醇 + 顺铂（TP）方案一线化疗。分别于 2018 年 1 月 9 日、2018 年 2 月 1 日、2018 年 2 月 27 日、2018 年 3 月 21 日给予一线 4 个周期紫杉醇 + 顺铂方案化疗；过程中监测血常规，患者曾出现化疗后Ⅳ度骨髓抑制（中性粒细胞 0.4×10^9/L），给予升白细胞治疗后恢复；患者手脚麻木明显，考虑化疗药物所致神经毒性，给予甲钴胺等营养神经治疗。

评效：2 个周期化疗后评效：PR（肺部病灶缩小约 34%）；4 个周期评效维持 PR（病变较前减小约 45%，以右肺下叶为著）（图 11 - 4）。

全腹部及浅表淋巴结超声、头颅核磁、骨扫描检查较前无变化。

下一步治疗：给予 TP 方案化疗或局部治疗？请北京大学肿瘤医院会诊，考虑双原发肺癌不除外，可考虑左上肺肿块放疗，右下肺肿块射频消融。于 2018 年 5 月 7 日至 2018 年 6 月 1 日行左肺病灶放疗（调强放射治疗，左上肺病灶 50 Gy/60 Gy/20 次）。

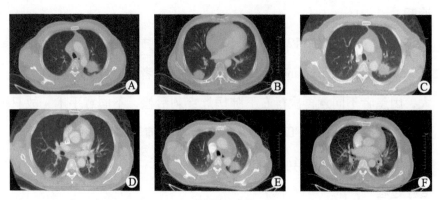

注：A、B. 基线病灶；C、D. 2 个周期化疗后；E、F. 4 个周期化疗后。

图 11 -4　一线化疗前后胸部增强 CT 比较

评效：放疗结束 1 个月后，左肺上叶病灶略增大，右肺下叶病灶明显增大，考虑 PD（增大 77%）（图 11 -5）。

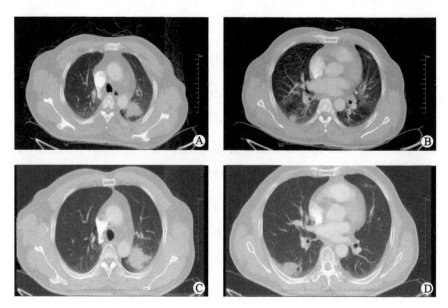

注：A、B. 放疗前；C、D. 放疗后 1 个月。

图 11 -5　放疗前后胸部增强 CT 比较

2. 二线化疗

患者病情进展，予二线多西他赛单药化疗；同时右肺病灶粒子植入治疗。二线化疗：分别于 2018 年 7 月 14 日、2018 年 8 月 7 日、

2018 年 8 月 27 日、2018 年月 18 日、2018 年 10 月 15 日、2018 年
11 月 6 日给予 6 个周期二线化疗（多西他赛 75 mg/m² 140 mg d1，
q21d）。期间于 2018 年 7 月 24 日行 CT 引导下经皮放射性粒子
（¹²⁵I）植入术（左上肺及右下肺病灶），过程顺利。

二线化疗后评效：2 个周期后略缩小的 SD（左肺上叶、右肺下
叶病灶较前有所缩小）；4 个周期后 SD（左肺上叶稍增大，右肺下
叶缩小）；6 个周期后 PD（增大 71%）（图 11 -6）。全腹部及浅表
淋巴结超声、头颅核磁、骨扫描检查较前无变化。

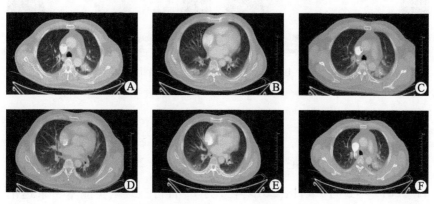

注：A、B. 2 个周期化疗后；C、D. 4 个周期化疗后；E、F. 6 个周期化
疗后。

图 11 -6　二线化疗 6 个周期及粒子植入后胸部增强 CT 比较

患者病情再次进展，就诊北京大学肿瘤医院建议安罗替尼治
疗，于 2018 年 12 月 20 日开始口服安罗替尼，治疗 2 个周期后评效
复查仍 PD（增大 2 倍）（图 11 -7）。全腹部及浅表淋巴结超声、头
颅核磁、骨扫描检查较前无变化。

下一步治疗：患者至北京大学肿瘤医院放疗科就诊，建议再次
植入粒子治疗；但对使用抗血管生成类药物的患者行 CT 引导下胸
部穿刺活检时，建议按照药物体内清除半衰期酌情停药，患者目前
口服安罗替尼，建议术前停药 6 周。

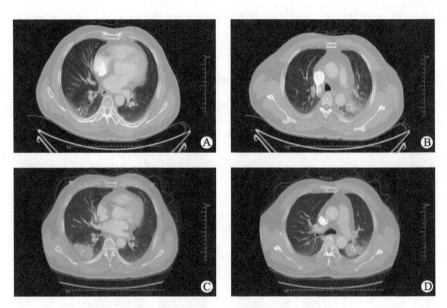

注：A、B. 服药前；C、D. 服药 2 个周期后。

图 11 -7　盐酸安罗替尼治疗 2 个周期后胸部增强 CT 比较

3. 三线化疗

患者停用安罗替尼，分别于 2019 年 3 月 29 日、2019 年 4 月 25 日、2019 年 5 月 22 日、2019 年 6 月 17 日行三线培美曲塞 + 奈达铂 4 个周期化疗（图 11 -8）。

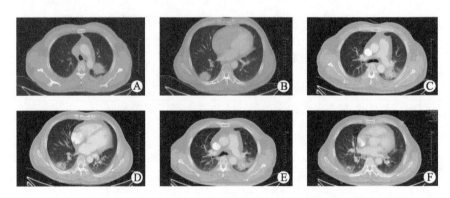

注：A、B. 基线病灶；C、D. 2 个周期化疗后；E、F. 4 个周期化疗后。

图 11 -8　三线培美曲塞化疗 4 个周期后胸部增强 CT 比较

三线化疗后评效：培美曲塞联合奈达铂 2 个周期后评效缩小的

SD（缩小27%），培美曲塞联合奈达铂4个周期后评效PR（缩小31%）。全腹部及浅表淋巴结超声、头颅核磁、骨扫描检查较前无变化。

4. 转归

目前（2019年8月1日）患者一般情况可，整个治疗周期中，骨髓抑制4度，胃肠道反应1度，目前ECOG评分0～1分，按计划继续培美曲塞含铂双药化疗，视情况再次行肺穿刺活检，完善PDL1检测，必要时可再次TP方案化疗或局部粒子治疗，最大限度延长PFS及OS。

病例分析

病例特点

1. 患者老年男性，长期大量吸烟史，肺癌家族史。

2. 以咳嗽、咳痰、痰中带血为主要临床表现。

3. 体格检查无特殊。

4. 实验室检查：肿瘤标志物CEA、CYFRA21-1轻度升高。

5. 胸部增强CT：左肺上叶、右肺下叶多发团块占位，累及局部胸膜可能。

诊疗思路

1. 诊断

本例患者老年男性，有长期大量吸烟史，属肺癌高发人群，且有肺癌家族史，出现痰中带血需高度怀疑肺部恶性肿瘤可能，门诊胸部CT平扫发现双侧肺部占位，进一步完善增强CT可见病灶强化并有累及胸膜可能，肿瘤标志物CEA亦增高，至此可初步诊断肺恶性肿瘤，但肺癌的确诊最终需依赖病理找到恶性细胞，对于该患者可选择支气管镜检查，但双侧病变均靠近外周，取活检难度很大，故选择 CT 引导下经皮肺穿刺活检术明确。本例患者的诊断难点在于，双侧肺均有占位，是同时原发还是一侧先发对侧转移，按照双原发肺癌诊断标准需进行双侧肺组织穿刺病理明确，由于患者行左肺病灶穿刺后拒绝接受行右下肺病灶穿刺，故只能根据病理诊断左肺周围型腺癌，右肺转移可能，按 TNM 分期为 T2N0M1a Ⅳ期；但该患者仍考虑双原发肺癌可能，若诊断双原发肺癌，则需每一个病灶进行 TNM 分期，以便指导后续治疗。

2. 治疗

按照 2018 年 CSCO 指南的双原发肺癌诊疗策略，有手术指征者首选外科手术治疗，处理原则为：①优先处理主病灶，兼顾次要病灶，在不影响患者生存及符合无瘤原则的前提下尽量切除病灶，并尽可能保留肺功能（如亚肺叶切除）；②次要病灶若为纯磨玻璃结节（ground glass opacity，GGO），受限于心肺功能无法全部切除病灶时，建议 6～12 个月随访 1 次，若无变化，每 2 年随访 1 次；③心肺功能不佳、不能耐受手术者，可考虑立体定向放疗（stereotactic body radiation therapy，SBRT）。

本例患者胸外科会诊考虑双原发肺癌可能大，可先行主病灶侧肺叶切除，后续辅助化疗后再行对侧相应肺叶切除，但对患者肺功能影响较大，同患者交代病情后，患者拒绝手术治疗，要求内科药物保守治疗。根据最新 CSCO 指南非小细胞肺癌（non - small cell lung cancer，NSCLC）驱动基因阳性，且不伴有耐药基因突变患者一线治疗首选靶向药物治疗，但本例患者癌驱动基因检测阴性，故选择紫杉醇＋顺铂作为一线化疗方案；4 个周期化疗后评效 PR，此时继续化疗还是选择联合放疗等局部治疗，CSCO 指南中对 NSCLC Ⅳ期患者推荐：一线化疗 4～6 个周期达到疾病控制（完全缓解、部分缓解和稳定）且 PS 评分好、化疗耐受性好的患者可选择维持治疗。同药维持治疗的药物为培美曲塞、吉西他滨或贝伐珠单抗；换药维持治疗的药物为培美曲塞。并无明确推荐联合放疗等局部治疗，患者虽联合了左肺病灶放射治疗，但效果并不理想，放疗后评效提示病情有所进展。此时，CSCO 指南指出首先积极鼓励患者参加新药临床研究；如无合适临床研究，对于 PS 评分 0～2 分、驱动基因阴性的非鳞状细胞癌患者一线治疗进展后，如果未接受过免疫治疗，推荐二线治疗使用纳武单抗。PS 评分 0～2 分、驱动基因阴性的非鳞状细胞癌患者一线进展后也可使用多西他赛或培美曲塞单药化疗。对于 PS 评分 ＞2 分患者，二线建议最佳支持治疗。若前期未使用培美曲塞或多西他赛单药治疗者，三线可接受培美曲塞或多西他赛单药治疗或在无禁忌的情况下推荐使用安罗替尼，后线建议最佳支持治疗。本例患者一线 TP 方案治疗进展后二线选择多西他赛单药化疗病情一度稳定，再次进展后选择盐酸安罗替尼抗血管靶向治疗，但病情持续进展，后线选择培美曲塞＋铂化疗再次获得 PR。

疾病介绍

多原发肺癌是一种临床上罕见疾病，占所有肺癌患者的比例不到1%，其中以 DPLC 最为常见，DPLC 作为多原发肺癌的典型代表，是指在一个患者的同侧或双侧肺内，在同一时间内或不同时间内出现两个病理类型完全不同的原发性病灶。根据病灶发病时间的不同，双原发肺癌又可以分为同时双原发肺癌和异时双原发肺癌。同时双原发肺癌是指在肺内一起发现的两个原发性病灶，既各自独立，其间隔时间又在半年以内；异时双原发肺癌是指在外科手段处理掉已知肺内单独病灶后，又发现另一个独立的原发性病灶，时间间隔一般在 4 年以上。

1. 诊断

双原发肺癌的临床诊断标准的统一经历了漫长的探究过程，1924 年，Beyreuther 首次发现并报道了第一例双原发肺癌。1975 年，由 Martini 和 Melamed 等共同提出同时性多原发肺癌及异时性多原发肺癌诊断标准。经过各国胸科专家学者的长期临床探索，美国胸科医师学会（American College of Chest Physicians，ACCP）在 2003 年多原发肺癌诊疗指南中给出了双原发肺癌的最新诊断标准：①病灶起源于肺组织内两个不同部位的早期异型性改变，即彼此孤立的原位癌；②两个病灶的细胞组织类别不同，或每个病灶的异型性细胞都具有不同于另一个病灶的分子生物学特征；③两个病灶的细胞组织学类型相同，但位于不同的肺叶，并且来源于原位癌，没有同侧纵隔和隆突下淋巴结转移；④两个病灶出现的时间间隔在 4 年以上，没有系统转移。需要指出的是，即使两个病理组织学相像的病灶也不能不假思索的诊断为恶性转移灶，因为它们很可能表达出不同的分子病理学类型。近年来，在分子水平上，发展起来的基因杂交技术、细胞表皮生长因子受体检测技术、二代基因测序技术等对双原发肺癌的诊断发挥着越来越重要的作用。

2. 治疗及预后

双原发肺癌的治疗目前尚无没有统一的标准。不同原发灶应分别进行分期并应作为不同肿瘤进行管理。国内外针对多原发肺癌的手术治疗原则达成一致，即无手术禁忌证的情况下尽可能选择手术治疗，在尽可能完整切除肿瘤的基础上保留更多的健康肺组织，术后采取多学科综合治疗、综合管理的治疗模式。对于无法手术治疗或考虑为肺内转移癌的患者进行内科治疗，主要包括立体定向放疗及化学治疗。

笔记

多原发肺癌与肺内转移癌相比预后较好，其中复发性肺癌手术治疗后2年生存率约为23%，异时性多原发肺癌手术治疗后2年生存率约为52%。异时性多原发肺癌手术治疗后5年生存率波动于20%～65%。

向平超教授点评

　　1. 多原发肺癌按发生率属少见病、罕见病，其诊断和治疗目前尚无统一标准可循。

　　2. 诊断方面需要结合病史、影像、组织病理及分子病理学综合判断。

　　3. 治疗方面亦不同于肺内转移癌，应作为不同肿瘤分别进行管理。

　　4. 对于该例遗憾之处在于没有获取右肺病灶病理，但从治疗后反应来看双原发肺癌诊断成立，下一步可分别对两处病灶采取不同管理以最大限度使患者受益。

参考文献

1. LEVENTAKOS K, PEIKERT T, MIDTHUN D E, et al. Management of multifocal lung cancer: results of a Survey. J Thorac Oncol, 2017, 12 (9)：1398 – 1402.

2. 中华医学会肺癌临床诊疗指南（2018 版）. 中华肿瘤杂志, 2018, 12 (40)：935 – 964.

（呼吸与危重症医学科　周玉娇）

病例 12
变应性支气管肺曲菌病 1 例

病历摘要

患者男性，71 岁，因"慢性咳喘 20 年，加重 3 天"于 2018 年 1 月 11 日收入院。

20 年前无明显诱因咳嗽、喘憋，少许白痰，以喘息为主，活动后明显，外院诊断为"慢性喘息型支气管炎"，给予脱敏及止喘治疗，症状缓解。17 年前着凉感冒后再次出现咳喘，仍喘息为主，咳多量黄黏痰，痰中偶有少许血丝，服用中药好转。后症状反复发作，着凉、感冒后明显，多于夏季发作，经服用止咳、平喘药物治疗约 10 天至 2 周症状可有缓解。5 年前着凉后再次出现咳喘加重，血气分析提示 II 型呼吸衰竭，入住我科 RICU，给予抗感染、祛痰、平喘、静脉激素及无创机械通气等治疗病情好转。期间完善肺功能检查提示极重度阻塞性通气功能障碍，结合 CT 等诊断为慢性阻塞性肺疾病、支气管扩张症、慢性肺源性心脏病。因咳喘加重多次于外院、我院门急诊就诊及住院，均经抗感染、祛痰、平喘及静脉激素等治疗后症状好转。近4年来规律吸入 ICS + LABA 及 LAMA，平日平地缓慢步行无明显喘憋发作。体力较前明显下降。入院前3天患者着凉后再次出现喘憋加重，稍事活动即喘憋明显，间断咳嗽，咳中等量黄白痰，易咳出，同时伴有打喷嚏、流涕，发热，体温38.0 ℃左右，畏寒，急诊查血常规血象不高，胸部增强 CT 提示慢支继发感染。给予静脉滴注抗感染药物治疗3天，患者仍反复咳嗽、咳痰、发热，体温最高38.5 ℃左右，伴畏寒，无寒战。

既往史：高血压、脑梗死、冠心病、过敏性鼻炎、干燥综合征等病史。20岁后曾患脚气、手足癣，脱皮等症状迁延20余年，50岁左右于某医院诊断"真菌感染"，经正规抗真菌治疗1月余痊愈。

过敏史：对"百令胶囊"过敏，表现为憋气、窒息感。

吸烟史：30余年，40支/日，戒10余年。

家族史：父亲因心脏病去世，生前患有慢性气管炎。

入院查体

T 39.0 ℃，P 100 次/分，R 30 次/分，BP 130/70 mmHg，身高170 cm，体重50 kg，BMI 17.3 kg/m^2。神志清，精神差，口唇无发绀，球结膜无充血、水肿。颈静脉无怒张，桶状胸，叩诊过清音，双肺可闻及散在哮鸣音，右肺可闻及湿性啰音。心界不大，心率90次/分，律齐，各瓣膜听诊区未闻及病理性杂音。腹部（−），双下肢无水肿。

实验室检查

2018 年 1 月 8 日急诊血气分析（吸氧 2 L/min）：pH 7.433，PaCO$_2$ 37.6 mmHg，PaO$_2$ 126.3 mmHg，BE 0.5 mmol/L，SaO$_2$ 98.7%。

2017 年 1 月 8 日血常规：WBC 7.3 × 10^9/L，NE% 70.3%。2017 年 1 月 8 日生化检查：肝肾功能正常，CRP 23.15 mg/L↑，PCT 0.07 μg/L↑，BNP 283 pg/L，D–二聚体 1.3 mg/L。2018 年 1 月 8 日胸部 CT（图 12 –1）：慢性支气管炎、肺气肿、肺大泡，右肺支气管扩张继发双肺慢性感染可能，冠状动脉、主动脉硬化，多发肝囊肿。入院复查血气分析：pH 7.426，SaO_2 97.7%，PaO_2 97.8 mmHg，BE 0.8 mmol/L，$PaCO_2$ 39 mmHg，Lac 1.1 mmol/L。入院后完善辅助检查，血常规：WBC 2.6 × 10^9/L，NE% 80.2%↑，HGB 142 g/L，PLT 107 × 10^9/L。

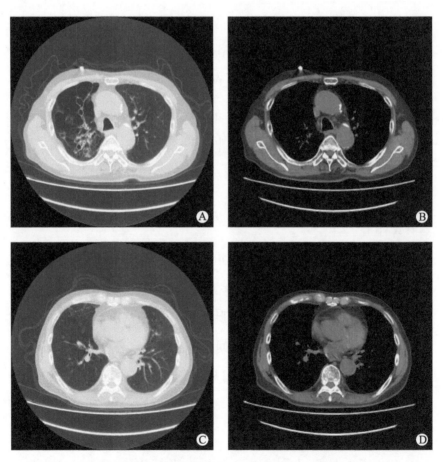

注：A. 肺窗 1；B. 纵隔窗 1；C. 肺窗 2；D. 纵隔窗 2。

图 12 –1　入院胸部 CT

IL-6 71 pg/mL↑，PCT 0.111 μg/L↑，BNP正常范围。凝血结果未见异常。生化检查：肝肾功能正常，IgE 921 IU/mL↑，CRP 33.96 mg/L↑。ESR、T-SPOT、病毒抗体阴性。甲功、自身抗体、ANCA：正常范围。肿瘤标志物：阴性。心电图：①窦性心律；②偶发房性期前收缩；③P波高电压；④左心房扩大；⑤非特异性心房内传导阻滞；⑥不完全性右束支传导阻滞；⑦ST段轻度改变。肺功能：混合型通气功能障碍（FEV_1/FVC 62%，FEV_1 28%，VC 46%），支气管舒张试验阴性。心脏超声：升主动脉增宽，主动脉瓣钙化并反流（轻度），EF 61%。

初步诊断

支气管哮喘急性发作，肺部感染，慢性阻塞性肺疾病，支气管扩张症，慢性肺源性心脏病，冠状动脉粥样硬化性心脏病，高血压，脑梗死，过敏性鼻炎，干燥综合征。

治疗过程

入院给予氧疗，比阿培南抗感染，对症多索茶碱解痉、平喘，乙酰半胱氨酸祛痰、止咳，雾化吸入异丙托溴铵、布地奈德改善通气等治疗，同时给予扩冠、抗栓、降脂、控制血压、维持水电酸碱平衡，防治并发症，对症支持治疗。2天后患者体温逐渐恢复正常，间断咳黄白黏痰，量较前减少，仍反复喘息、憋气，查体双肺可闻及散在哮鸣音。继续比阿培南抗感染同时，给予甲泼尼龙40 mg qd静脉滴注，患者喘憋较前好转，3天后甲泼尼龙40 mg bid静脉滴注，同时反复完善痰培养，完善G试验、GM试验。结果回报血清G试验结果159.7 pg/mL，GM试验结果1.6835（正常0～0.5）。回顾患者病史，并复习患者既往化验检查，考虑患者反复发作哮喘，近3～4年来血清总IgE最高1000 IU/mL以上，胸部CT存在中心性支气管扩张，考虑不除外变应性支气管肺曲菌病可能，遂于外院完善烟曲霉特异性 IgE 抗体检测（3 级）3.65 kUA/mL（正常 <0.35 kUA/mL）。综合以上化验检查，诊断变应性支气管肺曲菌病。调整治疗方案，比阿培南应用 1 周后改为哌拉西林舒巴坦继续抗感染治疗 13 天至出院。甲强龙改为 40 mg bid 应用 1 周后减量为 40 mg qd，3 天后改为醋酸泼尼松 30 mg qd 口服出院。确诊变应性支气管肺曲菌病后给予患者静脉滴注伏立康唑 0.2 q12h 共 14 天至出院时改为口服伊曲康唑 0.2 bid。期间患者喘憋逐渐好转，出院时间断有少量白痰，喘憋较前明显好转。出院时血清 IgE 342 IU/mL。复查胸部 CT（图 12 -2）较前未再有明显改变。既往及此次住院血清总 IgE 见表 12 -1，出院监测血清总 IgE 见表 12 -2。

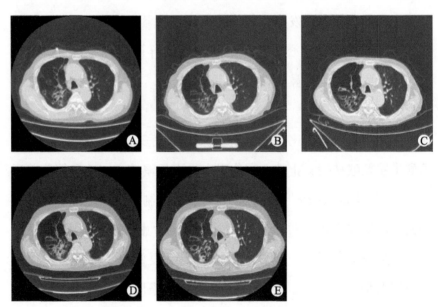

注：A. 2018 年 1 月 8 日；B. 2018 年 1 月 26 日；C. 2018 年 3 月 23 日；D. 2018 年 5 月 5 日；E. 2018 年 7 月 13 日。

图 12 -2　入院及出院复查胸部 CT

表 12 -1　既往及此次住院血清总 IgE（IU/mL）

日期	2015 年 6 月	2015 年 8 月	2016 年 8 月	2016 年 9 月	2017 年 5 月	2018 年 1 月
血清总 IgE	725	987	1146	1193	676	921

表 12 −2　出院监测血清总 IgE（IU/mL）

日期	2018 年 1 月 12 日	2018 年 1 月 23 日	2018 年 2 月 1 日	2018 年 3 月 2 日	2018 年 3 月 25 日	2018 年 7 月 13 日
血清总 IgE	921	524	329	174	142	166

诊断

变应性支气管肺曲菌病（allergic bronchopulmonary aspergillosis, ABPA），支气管哮喘合并感染，慢性阻塞性肺疾病，支气管扩张症，慢性肺源性心脏病，冠状动脉粥样硬化性心脏病，高血压，脑梗死，过敏性鼻炎，干燥综合征。

病例分析

病例特点

1. 老年男性，有冠心病、高血压、过敏性鼻炎、干燥综合征等病史。曾患脚气、手足癣，脱皮等症状迁延 20 余年，50 岁左右于协和医院诊断"真菌感染"，经正规抗真菌治疗 1 月余痊愈。

2. 以慢性咳喘反复发作为主要表现，反复住院。

3. 体检桶状胸，双肺叩诊过清音，双肺可闻及散在哮鸣音，右肺可闻及湿性啰音。

4. 入院查血 IgE 921 IU/mL。综合既往及此次住院血 IgE 检测结果均接近或超过 1000 IU/mL。

5. 烟曲霉抗体检测 3.65 kUA/mL（正常 <0.35 kUA/mL），明显高于正常。

6. 胸部 CT 提示中心性支气管扩张、慢支继发感染改变。

诊疗思路

患者慢性咳喘反复发作，需与以下疾病鉴别。

（1）支气管哮喘：患者慢性咳喘反复发作，症状以喘息为主，多次误诊为支气管哮喘急性发作，但哮喘控制不佳，化验提示总IgE 超过 1000 IU/mL，烟曲霉抗体阳性，结合胸部 CT 提示中心性支气管扩张及后续治疗效果可以鉴别。

（2）肺结核：部分 ABPA 患者胸部 CT 可见肺部浸润性阴影，需与肺结核鉴别，肺结核通常伴有结核中毒症状，肺部浸润影主要位于上叶，痰抗酸染色、结核抗体为阳性，抗结核治疗有效，可以鉴别。

（3）肺部感染：部分 ABPA 患者胸部 CT 表现为斑片状阴影、肺纹理增多等，易误诊为肺部感染，但常规抗感染治疗无效，结合血清特异性抗体等化验及综合激素联合抗真菌治疗效果可以鉴别。

（4）过敏性肺炎：部分 ABPA 患者胸部 CT 表现为一过性、反复性、游走性肺部浸润影或实变影，需与过敏性肺炎鉴别，过敏性肺炎多有明确的家族史、职业暴露史或变应原接触史，影像学表现多样。

（5）嗜酸性肉芽肿性多血管炎（eosinophilic granulomatosis with polyangiitis，EGPA）：ABPA 可累及上呼吸道，表现为鼻窦炎、过敏性鼻炎，累及皮肤表现为皮疹。EGPA 为 ANCA 相关系统性血管炎，可累计上呼吸道、皮肤、肾脏、心脏、神经等多系统。EGPA 的 ANCA 抗体的阳性率仅达 40% 左右，故此情况下难以鉴别，需要借助病理活检。

疾病介绍

ABPA 是下呼吸道对曲霉菌发生的一种变态反应性疾病。首先由英国学者 Hinson 于 1952 年在哮喘患者中发现。目前 ABPA 的发病机制仍未完全明确，可能与遗传因素和免疫机制（包括细胞免疫和体液免疫）等相关。现已有研究表明，ABPA 中的免疫机制主要为 Th2 细胞的 CD4 + T 细胞应答。

ABPA 常见于患有支气管哮喘（哮喘）或囊性纤维化的患者。由于囊性纤维化在北美洲白人中最常见，其他人种极少见，故本文主要涉及哮喘中 ABPA 的相关内容，对囊性纤维化合并 ABPA 未描述。据报道，我国哮喘患者中 ABPA 约占 2.5%。

ABPA 主要的临床表现包括喘息、咳嗽、咳痰、痰栓、发热、胸痛等，国内张龙举等的荟萃分析发现，最多见的临床症状主要是咳嗽（81.6%），其次为喘息（80.3%）、咳痰（78.7%）、发热（54.7%）、痰栓（41.1%）、咯血或痰中带血（36.1%），少见症状有体质量下降（28.4%）、乏力（24.7%）等，多数患者（70.6%）肺部可闻及哮鸣音，可以看出 ABPA 不仅有呼吸道症状，此外还有全身的症状，应引起临床医师的重视。

ABPA 典型影像学表现为中央型支气管扩张及高密度痰栓。临床上极易以支气管扩张作为筛查的标准。但多数患者伴不典型的影像学改变（结节影、实变影、浸润影等），被误诊为肺炎、肺结核、免疫性疾病及肺癌等，不典型的影像学改变是漏诊的常见原因。

目前 ABPA 的诊断标准尚不统一，最常用的为 Patterson 等提出并改良的诊断标准及美国感染学会的诊断标准，这些诊断标准虽然综合了临床、影像和血清免疫学等指标，但均存在一些问题：①需至少满足 6 条以上主要标准，过于复杂；②各项诊断指标被赋予了相同的权重，但实际上曲霉皮肤点刺试验和曲霉特异性 IgE 要比曲霉 IgG 重要得多；③部分 ABPA 患者外周血嗜酸性粒细胞计数常 < 1000/μL，且肺部影像不一定存在中央性支气管扩张。2013 年国际人类和动物真菌学会 ABPA 专家组提出了新的诊断标准：①易患

因素：支气管哮喘，囊性纤维化。②必要条件（2 项均应满足）：a. Ⅰ型（速发型）曲霉皮肤试验阳性，或曲霉特异性 IgE 水平升高；b. 血清总 IgE 水平升高（>1000 IU/mL）。如果患者血清总 IgE 水平 <1000 IU/mL，但符合其他全部标准也可诊断为 ABPA。③其他标准（至少符合 3 项中的 2 项）：a. 血清曲霉沉淀素或特异性 IgG 抗体阳性；b. 符合 ABPA 肺部影像改变：包括一过性病变，如肺实变、中心结节、牙膏征、指套征、游走性片状高密度影，或持续性病变，如双轨征、印戒征、支气管扩张和胸膜肺纤维化等；c. 未使用激素时外周血嗜酸性粒细胞计数 >500/μL。诊断流程见图 12 - 3。

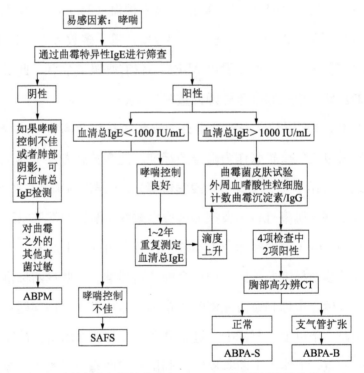

注：ABPM：变应性支气管肺真菌病；SAFS：真菌致敏性严重哮喘；ABPA - S：ABPA 血清型；ABPA - B：ABPA 支气管扩张型。

图 12 - 3　ABPA 诊断流程

ABPA 的治疗目标包括控制哮喘症状，改善肺部影像，预防病情复发和支气管扩张、慢性肺曲霉病等并发症。

（1）激素：虽然缺乏设计良好的临床试验，但口服激素依然是目前 ABPA 的治疗首选。激素可通过抑制机体对曲霉抗原的免疫反应，从而缓解哮喘症状，降低血清 IgE 水平，清除肺部浸润影，防止肺组织破坏和病情恶化。关于激素的使用剂量和疗程，目前尚不统一。最常用的包括：①方案一：初始口服泼尼松龙 0.5 mg/（kg·d）。2 周后改为隔日 1 次，6 ~ 8 周后每 2 周减量 5 ~ 10 mg，直至停药。②方案二：泼尼松龙 0.75 mg/（kg·d），6 周；0.5 mg/（kg·d），6 周；之后每 6 周减量 5 mg，总疗程 6 ~ 12 个月。本病例采用的是方案一，患者服药后症状明显缓解，住院次数明显减少。

吸入激素（inhaled corticosteroids，ICS）不作为 ABPA 的首选治疗方案，单独使用 ICS 并无临床获益。但对于全身激素减量至≤10 mg/d（泼尼松当量）的患者，联合使用 ICS 可能有助于哮喘症状的控制，同时可减少全身激素用量。

（2）口服唑类抗真菌药：抗曲霉治疗可通过降低患者气道内真菌负荷来降低抗原刺激引发的免疫反应，缓解哮喘症状，并能减少或避免激素的使用。适用于那些使用激素后仍有反复急性发作及激素依赖性的哮喘患者（仍需口服激素以控制难治性哮喘的患者），可使患者血清总 IgE 降低，活动耐量增加，肺功能改善，肺部阴影完全消散，预防急性发作，同时激素剂量可减少≥50%。唑类抗真菌药物中，目前临床应用经验最多的是伊曲康唑，疗效显著且不良反应少。目前推荐剂量200 mg，2 次/天，口服，至少 16 周（因为其疗效常需 16 周后才能显现）。其他抗真菌药，包括伏立康唑和泊沙康唑对治疗 ABPA 也有效，但研究数量有限，可尝试用于伊曲康唑耐药和治疗失败的患者。

（3）其他治疗：①作为人 IgE 单克隆抗体的奥马珠单抗和抗白介素（IL-5）抗体美泊珠单抗可有效改善患者临床症状，减少急性发作和哮喘住院频率，改善肺功能，同时可降低口服激素剂量。但多为小样本报道，而且费用昂贵，可尝试用于激素依赖的患者。②雾化吸入两性霉素 B：虽有诱发支气管痉挛的风险，但对激素依赖及唑类抗曲霉治疗无效者，可以尝试。③支气管镜治疗：伴有黏液嵌塞导致大气道堵塞的患者，应在充分治疗 3 周后再次评估，如仍未缓解，建议行支气管镜下治疗，去除气道内黏液栓，改善症状和肺功能。④有报道静脉注射免疫球蛋白可以通过唾液酸依赖机制减少气道嗜酸性粒细胞的募集，降低杯状细胞增生，抑制 Th2 和 Th17 反应，降低循环 IgE 抗体水平，从而发挥免疫保护作用。

总之，本病例为支气管哮喘合并 ABPA，由于临床症状缺乏特异性，诊断不明从而导致病情迁延。若在疾病早期发现 ABPA，并给予及时正规治疗，可避免肺结构不可逆破坏或肺功能进一步损害，由此可见早期诊断对支气管哮喘合并 ABPA 具有重要意义。因此，建议在哮喘诊治过程中，尤其是经治疗后症状反复发作加重，应积极进行曲霉点刺试验或烟曲霉特异性 IgE 及血清总 IgE 检测，以警惕 ABPA 的可能。

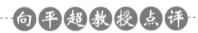

向平超教授点评

ABPA 是一种气道内曲菌发生超敏反应引起的肺部疾病，绝大部分限于支气管哮喘及肺囊性纤维化患者，ABPA 患者病情反复急性加重及迁延不愈，最终导致支气管扩张、肺纤维化形成甚至呼吸功能受损，该病在国内属少见病，临床医师对其认识不充分，导致误诊率较高，故须引起大家的重视。

笔记

参考文献

1. 周祝娟，颜春松. 变态反应性支气管肺曲霉病的研究进展. 实用临床医学，2017，18（10）：103 - 107.

2. CHRIS KOSMIDIS, DAVID W DENNING. The clinical spectrum of pulmonary aspergillosis. Thorax, 2015, 70：270 - 277.

3. 张龙举，李竹，刘晓丽. 变态反应性支气管肺曲菌病244例临床荟萃分析. 中国全科医学，2019，22（23）：2880 - 2884.

4. AGARWAL R, SEHGAL I S, DHOORIA S, et al. Developments in the diagnosis and treatment of allergic bronchopulmonary aspergillosis. Expert Rev Respir Med, 2016, 10（12）：1317 - 1334.

5. 邹敏芳，李硕. 变应性支气管肺曲霉病的临床特征及漏诊原因分析. 中华医学杂志，2019，99（16）：1221 - 1225.

6. 汤蕊，孙劲旅，黄蓉. 变应性支气管肺曲菌病误诊为小细胞肺癌一例. 中华临床免疫和变态反应杂志，2018，12（4）：430 - 433.

（呼吸与危重症医学科　宋丽萍）

笔记

病例 13
隐源性机化性肺炎 1 例

病历摘要

患者男性，61 岁，因"咳嗽、咳痰 2 周，发热伴呼吸困难 3 天"于 2019 年 6 月 21 日入院。

患者于入院 2 周前无明显诱因出现咳嗽、咳痰，为少量白色泡沫样痰，易咳出，当时无发热、寒战，无咽痛、流涕，无胸闷、憋气，无盗汗、咯血、胸痛等症状。自服"复方甘草片、强力枇杷露"等止咳药物，效果不佳。患者自觉咳嗽逐渐加重，入院 3 天前出现发热，体温 37.3 ℃，热前伴畏寒、寒战，伴憋气、气促，活动后明显，喜坐位，伴乏力、纳差，仍无咽痛、头痛，无全身肌肉疼痛，无胸痛、心悸，无盗汗、咯血等症状。就诊我科门诊，查血常规及 CRP 升高，胸 CT 提示两肺多发斑片及大片高密度影，右肺为著。为进一步诊治收入院。患者自发病以来，无皮疹，无腹痛、腹泻、呕血及黑便，无尿频、尿急、尿痛，无口干、眼干、光过敏、大量脱发，无意识丧失及肢体抽搐。精神、食欲欠佳，大小便正常，体重近期下降约 5 kg。

既往史：冠心病、不稳定性心绞痛病史 2 年余，右冠状动脉植入支架 2 枚，口服阿司匹林、替格瑞洛、盐酸曲美他嗪及酒石酸美托洛尔治疗。高脂血症、反流性食管炎多年。否认肺部疾病、结缔组织病等病史。否认肝炎史、结核史。3 余年前曾行腰椎间盘微创手术。

过敏史：否认食物、药物过敏史。

吸烟酗酒史：吸烟 20 余年，10 ~ 20 支/天，戒烟 2 年。饮酒 10 余年，每天 0.5 ~ 1.0 斤，戒酒 7 年。

个人史：曾从事首钢质检工作，金属粉尘接触史约 18 年。近期未接触发热患者，家中未养鸟及其他宠物。

入院查体

T 37.4 ℃，P 88 次/分，R 20 次/分，BP 110/70 mmHg。神志清，精神尚可，全身浅表淋巴结未及肿大。口唇无发绀，咽无红肿，双侧扁桃体无肿大，球结膜无充血、水肿。颈静脉无怒张，双侧胸廓对称，双肺呼吸音稍低，右下肺可闻及爆裂音，两肺未闻及明显湿性啰音。心界不大，心率 88 次/分，律齐，各瓣膜听诊区未闻及病理性杂音。腹软，无压痛、反跳痛，未触及肿块，肝脾未及，双下肢无水肿。

实验室检查

2019 年 6 月 21 日我科门诊。血常规：WBC 11.6×10^9/L，NE% 64.1%，HGB 146 g/L，PLT 365×10^9/L，CRP 30 mg/L。胸部 CT（图 13 - 1）：两肺炎症，冠状动脉及主动脉多发硬化，右肾囊肿。

入院后完善相关化验检查。血气分析（吸氧 2 L/min）：pH

笔记

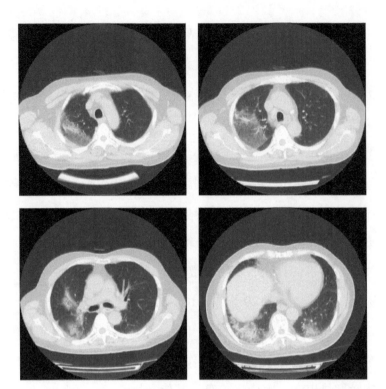

注：两肺见多发斑片及大片高密度模糊影、磨玻璃影，以右肺为著，多位于外带。

图 13 - 1　2019 年 6 月 21 日胸 CT

7. 493↑，PaO_2 101. 4 mmHg↑，$PaCO_2$ 28. 9 mmHg↓，SaO_2 98. 2%。凝血功能：无明显异常。IL - 6 15. 4 pg/mL↑，PCT 0. 05 μg/L↑，BNP 81 pg/mL。生化检查：肝肾功能大致正常，CRP 33. 41 mg/L↑，Fe 3. 2 μmol/L↓，HDL 0. 53 mmol/L↓。血常规：WBC 8. 5 × 10^9/L，NE、LY、EO 均正常，HGB 120 g/L↓，HCT 34. 9%↓，PLT 332 × 10^9/L，动态 ESR 18 mm/h↑，便常规 + 潜血阴性。尿常规：红细胞 5/HP↑，管型 6. 1/LP↑。甲功七项，补体 C3、C4，免疫球蛋白 IgA、IgG、IgM、IgE、RF，ASO，自身抗体谱，ANCA 谱均阴性。乙肝五项、HIV、梅毒、丙肝抗体均阴性。肿瘤标志物：血清骨胶素 21 - 1 6. 96 ng/mL↑，总前列腺特异性抗原 5. 334 ng/mL↑，铁蛋白 305. 43 ng/mL↑。过敏原检测：对矮豚草蒿葎草藜的敏感度增加。

结核感染 T 细胞检测阴性，肺炎支原体抗体 IgG 阴性，弓形体抗体、风疹病毒、巨细胞病毒抗体 IgM 均阴性。柯萨奇病毒、单纯疱疹病毒、EB 病毒抗体 IgM 及 IgG 均阴性。超声心动图：三尖瓣反流（轻度），主动脉瓣反流（轻 – 中度），左室舒张功能减低，EF 61%。肺功能：肺通气功能正常，肺总量及肺活量正常，残气量正常，残总比增高，弥散量轻度减低，气道阻力增高。呼出气 NO 24 ppb。立体心电图：窦性心律，心脏呈逆钟向转位，非特异性心房内传导阻滞，Ⅲ异常 Q 波，ST – T 轻度改变。肝、胆、胰、脾、肾、腹膜后超声检查未见明显异常。

痰病原学：痰细菌培养、痰真菌培养、肺炎军团菌核酸检测、肺炎衣原体核酸检测、肺炎支原体核酸检测、EB 病毒核酸检测、人巨细胞病毒核酸检测、呼吸道合胞病毒核酸检测、腺病毒核酸检测、乙型流感病毒核酸检测、甲型流感病毒核酸检测、分枝杆菌液体培养 + 鉴定（含诺卡菌）、抗酸杆菌涂片及染色、真菌涂片及染色、细菌涂片及染色均无阳性发现。

治疗过程

入院后给予氧疗，比阿培南联合莫西沙星广谱抗感染、盐酸氨溴索止咳化痰、多索茶碱平喘，针对基础疾病抗血小板、调脂、改善心肌供血及对症支持等治疗。患者仍反复发热，体温最高 38.7 ℃，呼吸急促逐渐加重，复查血气分析（FiO_2 0.29）：pH 7.548↑，PaO_2 68.1 mmHg↓，$PaCO_2$ 24.2 mmHg↓，BE – 0.5 mmol/L，计算 OI 234，2019 年 6 月 28 日（入院第 8 天）复查胸部 CT（图 13 – 2）两肺病变较前进展，临床考虑隐源性机化性肺炎可能性大，给予甲泼尼龙琥珀酸钠 40 mg 静脉滴注抗感染治疗。并完善局麻下行支气管镜检查，镜下未见明显异常；于右上叶后段、右下叶后基底段行支气管肺泡灌洗，于右下叶后基底段行经支气管镜透壁肺活检

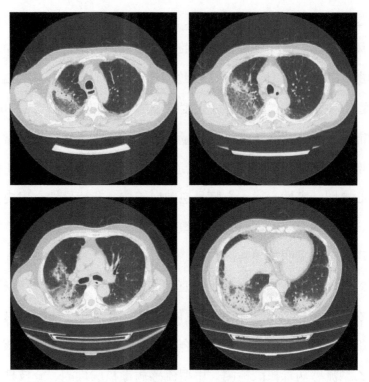

图 13 -2　复查胸部 CT（抗感染治疗 1 周后）

（transbronchial lung biopsy，TBLB）。BALF 病原学：细菌培养、真菌培养、结核分枝杆菌鉴定及耐药点检测、抗酸杆菌涂片及染色、真菌涂片及染色、细菌涂片及染色、GM 试验，肺炎军团菌、肺炎支原体、肺炎衣原体核酸检测，EB 病毒、疱疹病毒、呼吸道合胞病毒、甲流、乙流病毒、人巨细胞病毒核酸检测，分枝杆菌液体培养 + 鉴定（含诺卡菌）均无阳性发现。TBLB 病理：支气管黏膜慢性炎伴炎性纤维素性渗出；周围肺组织肺泡结构大部正常，部分肺泡上皮细支气管化生，间质内见慢性炎细胞及个别嗜酸性粒细胞浸润并见碳沫沉积，Ⅱ型肺泡上皮增生，肺泡腔内可见吞噬细胞聚集，局灶纤维母细胞增生形成疏松栓子突入肺泡腔内；请结合临床分析。免疫组化结果：CK7（ + ），KP –1（ + ），TTF –1（ + ），CMV（ – ），特殊染色结果：Masson 三色（ + ），PAS（ – ），PTAH（ + ），弹力染色（ + ）。甲泼尼龙静脉滴注治疗共8天，患者体温逐渐恢复正常，咳嗽、咳痰症状明显缓解，呼吸困难逐渐改善。后替代为泼尼松片40 mg口服，每4周减量1片，同时给予抑酸、护胃、预防骨质疏松等治疗。2019年8月14日复查胸CT（图13-3）两肺病变明显吸收。

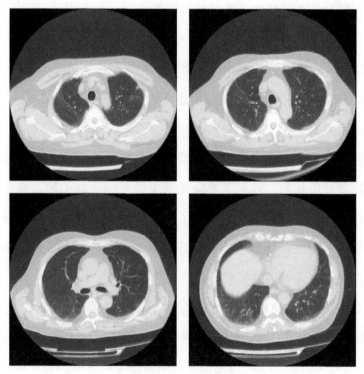

图13-3　复查胸部CT（2019年8月14日）

诊断

隐源性机化性肺炎，Ⅰ型呼吸衰竭，冠状动脉粥样硬化性心脏病，冠状动脉支架植入术后状态，高脂血症，反流性食管炎，腰椎术后。

🔬 病例分析

病例特点

1. 老年男性，急性起病；既往多种基础疾病，长期吸烟及粉尘接触史。

2. 以咳嗽、咳痰，发热及活动后气促为主要表现，前驱有上呼吸道感染，查体可闻及 Velcro 啰音，无杵状指。

3. 血白细胞、CRP、ESR 轻度升高，PCT 无明显升高，低氧血症；病原学检查均阴性；肺功能提示弥散功能轻度减低。

4. 胸 CT 表现为两肺气腔实变，多位于外带，无网格影。

5. TBLB 病理提示机化性肺炎。

6. 抗生素治疗无效，糖皮质激素效果良好。

诊疗思路

患者以咳嗽、咳痰伴呼吸困难、发热为主要临床表现，影像学为两肺多发斑片影，首先需要除外感染性疾病，如细菌、病毒、结核、真菌感染等，但入院后完善了痰、肺泡灌洗液及支气管刷片病原学均提示阴性，且 PCT 不高，广谱抗生素治疗效果不佳，影像学出现进展，感染性疾病依据不足。

非感染性疾病需鉴别以下：①普通型间质性肺炎（usual interstitial pneumonia，UIP），隐源性机化性肺炎（cryptogenic organizing pneumonia，COP）与 UIP 都是特发性间质性肺炎（idiopathic interstitial pneumonia，IIP）的主要亚型之一，两者的诊断需要胸腔镜/开胸肺活检才能明确。UIP 患者肺容积减少，常有蜂窝肺，而 COP 患者大部分肺容积正常，且蜂窝肺少见。UIP 病理表现为成纤维细胞灶位于肺间质，表面被覆有呼吸上皮，向肺泡腔突出，新旧病变交杂分布，而肉芽组织不明显或无。UIP 对糖皮质激素治疗反应差，且预后不佳。②慢性嗜酸性粒细胞肺炎（chronic eosinophilic pneumonia，CEP）多数患者末梢血嗜酸性粒细胞增高，BALF 中以嗜酸性粒细胞增加为主，嗜酸性粒细胞显著增加（＞25%），而 COP 则以淋巴细胞增加为主；典型胸部 X 线影像学表现为"负性肺水肿"；CEP

病理变化以肺泡、肺间质内有较多嗜酸性粒细胞浸润为主，通常无肉芽组织栓形成，病理检查是鉴别两者的主要依据。③继发性机化性肺炎（secondary organizing pneumonia，SOP）：如衣原体和支原体等感染后机化性肺炎、类风湿性或结缔组织病伴机化性肺炎、药物相关性机化性肺炎、器官移植后机化性肺炎、放射治疗后机化性肺炎、环境暴露，如纺织印刷染料等引起的机化性肺炎，以及其他，如炎症性肠病、慢性甲状腺炎、慢性酒精性肝硬化、HIV 感染等引起的机化性肺炎。继发性机化性肺炎有明确病因或并发一些系统性疾病，可鉴别。④外源性过敏性肺泡炎（extrinsic allergic alveolitis，EAA）：急性期时，患者常有明确的抗原吸入史，病变主要位于双侧的中上肺野，并结合吸入抗原激发试验、皮肤抗原试验和血清沉淀抗体检查等结果可资鉴别。慢性期患者的高分辨 CT 主要呈弥漫性网状阴影，并可有肺容积缩小和蜂窝肺等所见。

　　本例患者无感染相关证据，无结缔组织病、肿瘤、职业环境及相关药物暴露等因素，外周血及 BALF 嗜酸性粒细胞不高，影像学无 UIP 表现，不支持上述疾病。予以 TBLB 活检病理诊断机化性肺炎，经糖皮质激素治疗后，患者症状改善，影像学病灶明显吸收，更加支持患者 COP 诊断。

疾病介绍

　　隐源性机化性肺炎是指没有明确致病原（如感染）或其他临床伴随疾病（如结缔组织疾病、肿瘤、器官移植、吸入或药物性损伤等）所出现的机化性肺炎，是特发性间质性肺炎的一个亚型，具有相对独特的影像和病理学特点。

　　COP 平均发病年龄为 40 ~ 60 岁，男女比例相当，与吸烟关系不明显。临床表现缺乏特异性，多为亚急性起病，病程较短（中位病期＜3个月）。常见临床症状有不同程度的咳嗽（干咳或伴咳痰）、发热（低热多见）、乏力及进行性加重的呼吸困难，伴体重下降、厌食及胸闷、胸痛等不适；伴有关节及肌肉疼痛时应首先排除结缔组织病所致；极少数患者表现为迅速发展的呼吸衰竭。体格检查2/3病例肺部听诊闻及局限性或广泛性湿性啰音和（或）Velcro啰音，多位于两肺中下部，部分患者亦可无任何体征表现，一般无杵状指。

影像学可为诊断COP提供线索。典型胸部CT表现为：①单侧或双侧实变影：约90%的患者表现为实变影，其中50%以上分布于胸膜下或支气管束周围，一般不超过肺段范围，且多发生于下肺；②"支气管充气征"：实变区可见轻度的支气管扩张；③约60%的患者有"磨玻璃"样改变，表现为双肺多发或单发，病灶大小不等，边缘和形态不规则，随机分布；④结节状影：50%以上的患者可见小结节（≤10 mm）沿支气管血管束走行分布；约15%的患者可见多发大结节影（＞10 mm），其表现为边缘不规则，结节内可见"支气管充气征"，此外其间接征象还包括"胸膜牵连征""毛刺征"胸膜增厚和肺实质内带状影等；⑤网格状阴影较少见，一旦出现常提示有纤维化的可能；⑥胸腔积液等胸膜渗出征象较少见。有文献总结COP影像学改变具有多态性、多发性、多变性、多复发性、多双肺受累，蜂窝肺少见。

辅助检查多无特异性。常见为红细胞沉降率、C反应蛋白增高；血常规示白细胞总数正常或轻度增加；自身抗体常为阴性，部分患者抗核抗体、类风湿因子可呈阳性。肺泡灌洗液细胞分类可见淋巴细胞升高（20%～40%），中性粒细胞（0～10%）及嗜酸性粒细胞（0～5%）可升高，巨噬细胞数降低，CD4/CD8比值降低；

BLAF 主要用于排除其他疾病，如活动期感染、支气管肺泡细胞癌等。肺功能常显示轻度或中度限制性通气功能障碍，伴 CO 弥散功能降低；常见轻度低氧血症或运动低氧血症，重症 COP 患者，病情快速进展时，可出现严重的低氧血症。

病理学是诊断 COP 的标准。COP 的主要病理变化是肺泡内、肺泡管、呼吸性细支气管及终末细支气管内有息肉状肉芽组织增生，形成 Masson 小体；病灶以小气道为中心向远端延伸；其病变表现均匀一致，呈斑片状和支气管周围分布，位于气腔内；不破坏原有的肺组织结构；可伴有轻度的间质慢性炎症、Ⅱ型上皮细胞化生和肺泡腔内泡沫样巨噬细胞增加。

COP 的诊断需结合临床、影像学及病理：临床及影像学提示机化性肺炎表现，肺组织病理学证实是机化性肺炎的病理类型，排除导致机化性肺炎的其他疾病。当患者有以下临床表现时应注意 COP 的可能性：①亚急性起病；②持续性干咳、不同程度的呼吸困难，双肺可闻及 Velcro 啰音，无杵状指；③胸部 X 线影像学主要表现为弥漫分布的肺泡和（或）肺间质浸润影，具有多发性、多形性、多变性，尤其是阴影的游走性最为重要，且无蜂窝肺；④BALF 中淋巴细胞比例升高，CD4 +/CD8 + 降低；⑤抗感染治疗无效，即除外感染性疾病；⑥不符合外源性过敏性肺泡炎、慢性嗜酸性粒细胞性肺炎、非特异性间质性肺炎、风湿性疾病所致肺损伤、细支气管肺泡癌等非感染性疾病的诊断。由于本病对糖皮质激素治疗反应良好，若治疗效果显著则更支持 COP 的诊断。

糖皮质激素是 COP 的标准治疗用药。通常以口服泼尼松/等效其他 0.75 ~ 1.0 mg/（kg·d）开始，2 ~ 4 周 [如果为急症，有呼吸衰竭，甲泼尼龙 2 ~ 5 mg/（kg·d），iv ×（3 ~ 5 d）]，然后 0.5 mg/（kg·d），4 ~ 6 周，再 20 mg/d，4 ~ 6 周，此后可根据病情的稳定情况逐渐减

笔记

量至维持剂量 5～10 mg/d，总疗程一般为 6～12 个月。治疗缓解率较高，可达 65%～80%。一般糖皮质激素治疗 48 小时后可出现临床症状的改善，肺部浸润影在治疗数周后吸收、消散。有 13%～58% 的 COP 患者激素减量过程中（通常低于 15 mg/d）或停用后出现复发，常发生在激素停用或减量后 3 个月内。复发对糖皮质激素治疗仍有良好的反应，若复发时激素小于 20 mg/d，则提高至 20 mg/d，再减量。复发不影响预后。

本病预后良好。低于 10% 的患者可能自行缓解，绝大多数患者经糖皮质激素治疗后可获得治愈或明显改善，只有少数虽经积极治疗病情仍持续进展，最终死于呼吸衰竭。

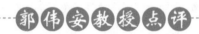

机化性肺炎是一类肺损伤修复的现象（原因包括已知和未知）。COP 必须除外继发，这就需要临床上积极寻找继发因素，同时注意并发的感染。COP 临床表现不典型，胸部影像学不易于与普通型肺炎、肺结核及其他间质性肺炎相鉴别，容易造成疾病的误诊，临床上对于胸部影像学表现为肺炎而常规抗感染药物无效时，应注意 COP 疾病的筛查。病理是 COP 诊断的核心。本病激素治疗反应良好，预后较好。

参考文献

1. 杨群, 张惠兰, 赵建平. 隐源性机化性肺炎的临床特点及诊治. 内科急危重症杂志, 2015, 21（5）: 323-326.

（呼吸与危重症医学科　赵璨）

病例 14
外源性过敏性肺泡炎 1 例

病历摘要

患者女性，49 岁。主因"咳嗽、咳痰伴发热 10 余天，加重 1 天"于 2012 年 10 月 4 日入院。

患者于 10 余天前劳累后出现咳嗽，咳白痰，量少，不易咳出，伴乏力、发热，体温最高 38 ℃，无畏寒、寒战，无鼻塞、流涕，无盗汗、胸痛、咯血，无腹痛、腹泻及黑便，无尿频、尿痛及肉眼血尿，无皮疹及四肢关节肿痛，就诊外院，行胸部 X 线片提示支气管炎，给予左氧氟沙星 0.3 g，2 次/日，静脉滴注 8 天，体温较前下降，外院继续予依替米星 200 mg，1 次/日，静脉滴注 3 天，但仍咳嗽，白痰，不易咳出，伴有头痛，无头晕、恶心、呕吐，1 天前咳嗽加重，白痰不易咳出，伴有气短，无胸痛、咯血，为系统治疗

笔记

收入我科。患者发病以来，无眼干、口干，头发大量脱落，无腹痛、腹泻，无尿频、尿急、尿痛，精神欠佳，食欲、睡眠欠佳，大小便正常，体重近 1 个月下降约 2 kg。

过敏史：否认鼻炎、鼻窦炎病史，无药物过敏史。

个人史：未到过疫区，无长期工业毒物及放射线接触史。

吸烟史：无吸烟史。

月经生育史：月经正常，育有 1 女，体健。

家族史：家族中无慢性咳喘患者，其母亲因食道癌已去世。

入院查体

T 36.2 ℃，P 96 次/分，R 21 次/分，BP 120/70 mmHg。神志清，精神可，口唇无发绀，咽红，双肺呼吸音粗，双肺散在哮鸣音，双下肺可闻及细湿啰音，HR 96 次/分，律齐，腹软，无压痛、反跳痛，肠鸣音可。双下肢不肿。关节无红肿及压痛，无杵状指（趾），脊柱未见明显异常。病理征阴性。

实验室检查

血常规：WBC 6.6×10^9/L，NE% 65.4%，EO% 3.3%，HGB 125 g/L，PLT 309×10^9/L。尿常规：正常。生化全项：肝肾功正常，LDH 269 U/L，HBDH 200 U/L。IgE：正常。过敏原检测：阴性。BNP：正常。ESR 34 mm/h，CRP 18.7 mg/L，PCT 0.047 μg/L，TB-Ab：阴性。ASO 及 RF：阴性。血气分析（FiO_2 21%）：pH 7.445，$PaCO_2$ 36.2 mmHg，PaO_2 65 mmHg，BE 0.7 mmol/L，SaO_2 91.3%。乙肝五项及输血三项未见异常。心电图：窦性心律，大致正常心电图。腹部 B 超：胆囊壁息肉。

初步诊断

咳嗽原因待查：①感染相关：急性支气管炎？肺炎？肺结核？②非感染性原因。

治疗过程

（1）氧疗：FiO_2 30%~35%。

（2）抗感染：哌拉西林舒巴坦5 g q12h 静脉滴注。

（3）止咳、化痰、解痉等对症治疗。

（4）监测生命体征。

初步治疗评估：治疗3天，患者未发热，咳嗽无缓解，以干咳为主，少量白痰，活动后气短较前有所加重。无夜间憋醒。查体双肺呼吸音稍粗，无明显干啰音，双肺散在细小湿啰音，血气分析提示轻度低氧血症。

治疗效果不佳原因：①细菌耐药？②未覆盖病原体？③初步诊治错误？

继续完善化验及检查。自身抗体系列：ANA、ds-DNA、Sm、SS-A、SS-B等均为阴性。ANCA：阴性。UCG：LVEF 58%，心内结构及功能未见明显异常。肺功能：VC、FVC均为1.88 L，占预计值59%；TLCO：29%预计值。提示限制性通气功能障碍；弥散功能减低。2012年10月8日胸部CT（图14-1）示：双肺弥漫性小叶分布的磨玻璃样变；细支气管周围小叶中心性模糊结节影。

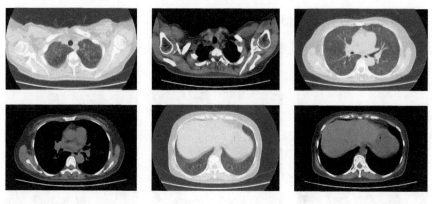

图14-1　胸部CT

入院问诊时患者明确告知无猫、狗、鸟饲养史，再次追问病史，明确提问本人是否饲养家鸽或信鸽？近邻或密切来往亲戚有无饲养鸽子？患者回答有，其丈夫在另一住所购买 10 只家鸽，平时常由她饲养，并清理鸽舍。目前已近 6 年。

调整诊疗思路

过敏性肺泡炎（鸽子肺）？立即完善电子支气管镜检查行肺泡灌洗。气管镜下诊断：未见明显异常。肺泡灌洗：淋巴细胞占 34%（正常≤13%）；中性粒细胞占 4%；巨噬细胞占 62%。CD3 + CD4 双阳细胞/CD3 + CD8 双阳细胞 0.6↓（参考 0.9 ~ 2.0）。刷片：未见癌细胞。涂片：未找到抗酸阳性杆菌。

确定诊断

外源性过敏性肺泡炎。

调整治疗

2012 年 10 月 7 日给予甲泼尼龙 40 mg qd，静脉滴注 7 天；2012 年 10 月 14 日，甲泼尼龙片 28 mg qd，口服。治疗后查体双肺呼吸音清，未闻及干湿啰音。血气分析（FiO$_2$ 21%）：pH 7.438，PaCO$_2$ 36.6 mmHg，PaO$_2$ 89 mmHg，BE 0.4 mmol/L，SaO$_2$ 97.2%。ESR：正常。2012 年 10 月 18 日复查胸部 CT（图 14 -2）。2012 年 11 月 15 日复查胸部 CT（图 14 -3）。

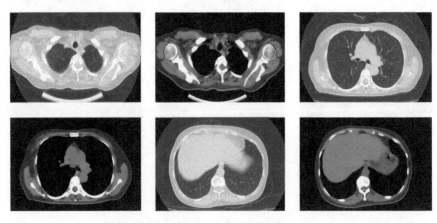

图 14 -2　复查胸部 CT

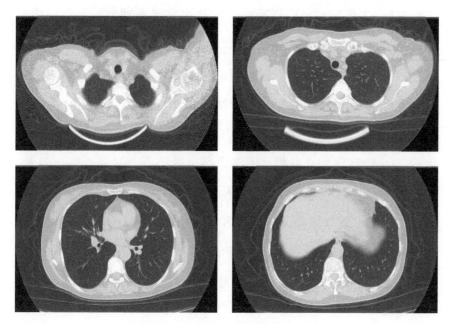

图 14 –3 复查胸部 CT

病例分析

病例特点

1. 中年女性，既往无呼吸系统疾病病史。

2. 以咳嗽、气短为主要表现；有鸽子接触史。

3. 体检：双肺底可闻及少许湿啰音，余阴性。

4. 实验室检查显示低氧血症；血液一般检查正常；肝肾功能和凝血功能正常；免疫系统相关检查均正常。

5. 胸部 CT 提示双肺广泛磨玻璃改变，多发微结节影，肺门及纵隔淋巴结无肿大。

6. BALF 中淋巴细胞增多，CD4 +／CD8 + 比值降低。

诊疗思路

患者中年女性，发病时以"咳嗽、咳伴发痰热"为首发症状，完善肺部 CT 可见双肺广泛磨玻璃影及多发微小结节影，临床诊治切入点为肺部磨玻璃影和微小结节鉴别，可分为感染性因素和非感染性因素：①感染性因素：综合肺部 CT 影像学表现，考虑细菌感染的可能性不大，首先考虑特异性感染，如病毒性肺炎（流感病毒、CMV、HIV 等）、肺结核、肺部真菌感染等，结合病史、相关化验、CT 表现等综合分析，不考虑感染性因素；②非感染性因素，如过敏性肺泡炎、肺结节病、肺泡出血、急性左心衰、肺腺癌等疾病，均可以出现双肺磨玻璃影及多发微小结节影，此次，再次详细地询问病史尤为重要，该患者有明确的家鸽接触史多年，结合气管镜相关化验检查，其中肺泡灌洗液 CD4 + /CD8 + 细胞比值为 0.6，最终确诊外源性过敏性肺泡炎。

疾病介绍

外源性过敏性肺泡炎

1. 概念

外源性过敏性肺泡炎又称过敏性肺炎，是易感人群反复吸入各种具有抗原性的有机气雾颗粒、低分子量化学物质所引起的一组肉芽肿性、间质性、细支气管性及肺泡填塞性肺部疾病。

2. 病因

（1）有机抗原：①微生物孢子，生长于植物，如干草、稻草、谷粒、蘑菇肥料、树皮、蔗渣、空调、湿化器；②动物蛋白，鸟（鸽子和鹦鹉等）。

（2）无机抗原：低分子量化合物，某些药品。

（3）易患因素：①职业接触（农作、收获蔗糖，蘑菇，木工）；②污染的中心供暖气和湿化器；③嗜好（养鸟，鸽子）；④粉尘抗

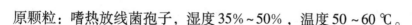

原颗粒：嗜热放线菌孢子，湿度 35%～50%，温度 50～60 ℃。

3. 病理改变

（1）肺泡、肺间质炎症，淋巴细胞、巨噬细胞、浆细胞浸润。

（2）肉芽肿（接触抗原 3 周），细支气管→邻近肺泡。

（3）避免抗原接触后，肉芽肿 3～4 个月可消失。

（4）慢性阶段：肉芽肿 +/－，纤维化，蜂窝肺。

4. 发病机制

抗原-抗体复合物引起的Ⅲ型变态反应及Ⅳ型变态反应。

（1）Ⅲ型免疫反应：接触抗原后症状出现的时间 4～6 小时，血清特异性沉淀抗体，病变肺组织中发现抗原，免疫球蛋白和补体，免疫复合物刺激 BAL 细胞释放细胞因子↑；TNF-α 促进 IL-1、IL-8、MCP-1 及 MIP-1 的产生；TNF-α 促进细胞在肺内的聚集与激活→肉芽肿形成。

（2）细胞免疫：抑制细胞免疫的制剂可以抑制实验性肉芽肿性肺炎，组织学检查发现肺泡和间质内肉芽肿病变，T 细胞↑，CD4/CD8↓或（－）。

（3）细胞因子：①Th1 反应：涉及的细胞因子包括 INF-γ、IL-2，可促进肉芽肿形成。②Th2 反应：涉及的细胞因子包括 Il-4、IL-10。

（4）其他：直接激活补体旁路途径→血管通透性↑，中性粒细胞趋化转移致肺；直接损伤，如内毒素效应，酶活性；个体易感性，<10% 的常规暴露人群发病；遗传因素，如 HLA？环境抗原→易感个体→免疫反应（Ⅲ型＋Ⅳ型）→肉芽肿性炎症→吸收/纤维化。

5. 临床表现

（1）急性/亚急性过敏性肺泡炎：①临床表现。间歇，短期接

笔记

触大量抗原，呈反复急性发作，通常可逆；抗原暴露时间相对延长，则多呈亚急性发作，通常可逆；症状于接触大量抗原后4～6小时出现；畏寒，发热，全身不适，咳嗽，呼吸困难；脱离抗原后，症状常于48小时内缓解，有些≥1周；继续抗原接触，症状不缓解，甚至加重；很少发生于吸烟者；两肺野散在吸气时爆裂音，重者发绀，轻者无异常发现；外周血白细胞轻度增高，嗜酸性粒细胞正常；血清IgE(－)；血清特异沉淀抗体(＋)，2年后50%，5年后30%～40%。②胸部CT表现。CT最典型的表现是弥漫性、边界不清的、以小叶为中心的微小结节影，弥漫性磨玻璃样改变可能是主要或唯一的CT所见，肺气肿或马赛克征象，轻症患者CT也可能无明显异常。较CXR敏感，发现CXR没有显示的病变；典型异常改变提示HP。③BAL异常表现。淋巴细胞显著增多（30%～70%），以CD8＋为主，CD4/CD8↓＜1或正常，避免抗原后6个月恢复。肥大细胞↑巨噬细胞泡沫样变。HLA－DR↑，NK细胞↑。④肺功能异常。限制性通气功能障碍，弥散功能障碍。TLco↓，Kco↓，A－aDO$_2$静息时↑，运动时↑↑，TLC↓，RV↓，VC↓，FEV$_1$↓，FEV$_1$/FVC(－)。肺功能常于4～6周改善，有些需6个月。

（2）慢性过敏性肺泡炎：①长期暴露于低浓度抗原或急性反复发作，产生慢性进行性肺损害，呈不可逆肺纤维化；隐性咳嗽，咳痰，进行性活动时呼吸困难；容易疲劳，体重减轻；杵状指不常见，散在吸气时爆裂音；晚期可出现呼吸衰竭，肺心病体征。②影像学：不规则索条影/网织结节。肺结构改变，支气管扩张，蜂窝肺。肺皱缩（上叶），下叶代偿性肺气肿，但无钙化和空洞。③TLC↓，RV↓，VC↓，FEV$_1$↓，FEV$_1$/FVC(－)或↑，TLco↓，Kco↓，aDO$_2$↑。

笔记

6. 诊断

诊断依据：可能抗原的鉴别（病史）；特征性临床，胸部影像学特征，肺功能特征；特异性沉淀抗体；脱离抗原后，临床症状缓解；BAL：T细胞↑60%～70%，CD4/CD8↓<1或正常，HLA-DR↑，NK细胞↑，肥大细胞↑；肺活检，吸入激发试验，皮肤试验。

7. 鉴别诊断

（1）急性表现肺部弥漫性渗出影伴发热：病毒性肺炎（CMV、HIV）、支原体肺炎、细菌性肺炎、肺结核、AIP、急性药物反应、梗阻性细支气管炎伴机化性肺炎。

（2）急性表现有时需与哮喘、ABPA鉴别。

（3）慢性表现为呼吸困难，结节/网织结节，肺纤维化：肺结核、结节病、IPF。

8. 治疗与预防脱离抗原接触

（1）脱离过敏原。

（2）呼吸困难、发绀者吸氧。

（3）糖皮质激素：泼尼松30～60 mg/d，2～4周后视病情减量至停药；总疗程3～6个月或直至没有进一步的肺功能改善。

（4）酌情使用抗生素。总疗程3～6个月或直至没有进一步的肺功能改善。

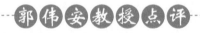

郭伟安教授点评

　　外源性过敏性肺泡炎是易感个体反复吸入有机粉尘抗原后诱发的免疫反应而引起的肺部疾病；以淋巴细胞为主的单核细胞渗出和肉芽肿是基本病变，呈细支气管为中心性分布伴肺间质和肺泡腔炎性渗出；典型临床表现为接触相应抗原4~6小时后出现发热，咳嗽和呼吸困难，脱离抗原数天或数周缓解；但是多数呈隐性发作，慢性可导致不可逆的肺间质纤维化。本例患者隐匿起病，密切接触鸽子羽毛、粪便约6年，此次起病急，有明确症状2周，以咳嗽、气短为主要表现，考虑近期接触大量鸽子本身或排泄物致敏原导致肺病病变急性加重，胸部CT提示双肺广泛磨玻璃改变，多发微结节影，肺门及纵隔淋巴结无肿大；BALF中淋巴细胞增多，CD4 +/CD8 +比值0.6，支持外源性过敏性肺泡炎，激素治疗有效，支持该病诊断，建议泼尼松总疗程6~12个月，10~15 mg时减量应缓慢，注意病情反复，规律复诊包括肺功能及胸部CT，但如病情有反复，激素加量后仍有效，治疗期间注意激素不良反应，如血糖升高、条件致病菌感染、骨质疏松等并发症。

（呼吸与危重症医学科　张克）

笔记

病例 15
尘肺合并结节病 1 例

病历摘要

患者男性，56 岁，主诉：慢性咳喘 10 余年，加重 1 天。

患者 10 余年前无明显诱因出现咳嗽、咳痰，自行服用消炎止咳药物后症状可缓解。后症状反复发作，逐渐出现呼吸困难，以活动后气短为主。咳嗽、气短进行性加重，近 3 年来几乎每天均有咳嗽、咳痰现象，平路行走时亦感气短。3 年前经职业病研究所诊断为"尘肺二期"，近 2 年间断双下肢水肿，间断吸入沙美特罗氟替卡松粉治疗，平素间断家庭氧疗。1 周前患者受凉后咳喘加重，大量白黏痰，不易咳出，平静时即有喘息、气短，活动后加重，夜间可平卧入睡，伴后背部疼痛，无发热、寒战，无胸痛、咯血，无心悸，无双下肢水肿，自行服用"头孢克肟分散片、二羟丙茶碱"等药物

145

后未见明显好转。就诊于我院急诊，查血液一般检查不高，胸部 CT 提示双肺病变，硅肺合并感染较前加重，合并结核？不除外肺泡癌。为进一步诊治收入院。患者自发病以来，无发热、盗汗，无咯血，无恶心、呕吐，无腹痛、腹胀及腹泻，无恶心、呕吐，无呕血、黑便，无尿频、尿急及尿痛，无光过敏、大量脱发，无意识障碍、肢体抽搐。此次加重以来，食欲略差，大小便同常，体重近期减轻 1 kg。

既往史：高血压、冠心病、2 型糖尿病、高脂血症、脑梗死病史。

手术外伤史及输血史：否认手术、外伤史，无输血史。

过敏史：对磺胺类药物过敏。否认其他药物及食物过敏史。

个人史：有长期吸烟、饮酒史，有长期粉尘接触史。

婚育史、家族史无特殊。

入院前胸部 CT（图 15 - 1）双肺多发结节影，以胸膜下及沿支气管纹理束分布为主，伴纵隔及肺门淋巴结肿大。

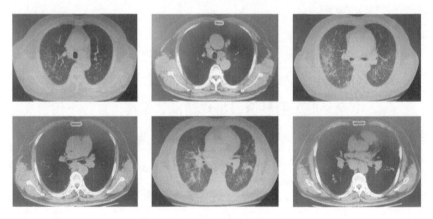

图 15 - 1　入院前胸部 CT

入院查体

神清，精神可，口唇无发绀，双肺呼吸音粗，可闻及干湿性啰音，心率 76 次/分，律齐，未闻及杂音，腹软，无压痛，双下肢无水肿。

实验室检查

血常规：WBC 6.9×10^9/L，NE% 67.2%，HGB 154 g/L，PLT 234×10^9/L。BNP 28 pg/mL，生化检查：血钠 135 mmol/L，TG 3.69 mmol/L，CRP 10.73 mg/L。ESR 11 mm/h。凝血功能：PT 10.3 s，余未见异常。结核抗体：阴性。肺炎支原体抗体：阴性。乙肝五项 + 输血三项：未见异常。结核感染 T 细胞检测：阴性。肿瘤标志物：均在正常范围。自身抗体：抗核抗体，胞浆颗粒型 1 : 100，余未见异常，ANCA：阴性。PCT 0.071 μg/L。心电图：窦性心律，非特异性心房内传导阻滞，早复极综合征。超声心动图：室间隔增厚，左室舒张功能减低，升主动脉，主动脉窦部增宽。腹部超声：脂肪肝。复查胸部 CT（图 15 - 2）提示：双肺结节病变较前进展，伴有纵隔及肺门淋巴结肿大。

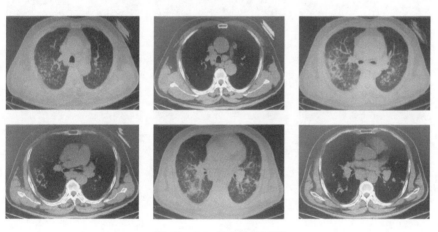

图 15 - 2　复查胸部 CT

患者肺部病变较前进展，为进一步明确诊断，行气管镜检查，BALF GM 试验阴性，BALF 细胞分类：巨噬细胞 23%，淋巴细胞 7%，嗜酸性粒细胞 7%，中性粒细胞 63%；CD4/CD8 1.64。隆突下淋巴结 TBNA 病理：上皮样细胞增生，伴淋巴细胞浸润，未见明显肉芽肿形成。TBLB（右上叶后段）：支气管黏膜慢性炎，上皮未见异型性，基底膜增厚，肺组织上皮细胞增生，肺泡间隔增宽，间质纤维组织增生，伴较多巨细胞肉芽肿形成，抗酸染色阴性，网织显示肉芽肿结构。血管紧张素I转化酶75.0 U/L。考虑结节病诊断明确。

治疗经过

入院后给予哌拉西林舒巴坦钠联合盐酸莫西沙星广谱覆盖抗感染，对症化痰、镇咳等治疗，待结节病诊断明确，给予加用甲泼尼龙治疗，患者症状逐渐好转。复查血管紧张素 I 转化酶 26.1 U/L。复查胸部CT（图15 - 3）提示双肺结节较前吸收、减少，纵隔及肺门淋巴结缩小。

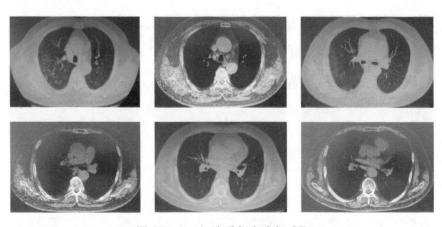

图 15 - 3 入院后复查胸部 CT

病例分析

疾病特点

1. 中年男性，尘肺基础，病情急性加重。

2. 症状上以咳嗽、咳痰及喘息、气短为主。

3. 查体肺部可闻及干湿性啰音。

4. 实验室化验血象、PCT 等感染指标正常，血管紧张素酶水平增高。

5. 胸部CT提示双肺多发结节影，以胸膜下及支气管纹理束分布为主，纵隔、肺门多发淋巴结肿大。

6. 病理提示肉芽肿性改变。

诊疗思路

1. 双肺多发结节影的诊疗思路

在HRCT上，小结节有3种可区分的特定分布类型。

（1）淋巴管周分布：伴有淋巴管周结节的疾病以累及肺淋巴管或沿淋巴管播散为特征。如结节病的特征表现是与淋巴管相关的簇状肉芽肿。再如硅肺和煤矿工人尘肺病主要是由于吸入粉尘所致，而这些粉尘主要经由淋巴管清除。肺淋巴系统主要分布在以下4个特定部位：肺门旁的支气管血管周围间质、胸膜下间质、小叶间隔和小叶中央的支气管血管周围间质。最常见淋巴管周结节的疾病：结节病、肿瘤的淋巴通道播散和某些尘肺病，如硅肺、煤矿工人尘肺病。罕见的疾病包括淋巴细胞性间质性肺炎和淀粉样变。

（2）随机分布：相对于肺组织结构或肺叶而言，随机分布的结节没有特定的分布区域。随机分布的结节典型呈弥漫性均匀分布，可发生在肺部各处，也可见胸膜下结节，但与淋巴管周结节不同，随机结节并非以胸膜下区分布为主。总体而言，随机结节呈弥漫性均匀分布，而淋巴管周结节呈散在分布。最常见于血源性播散性疾病、粟粒性肺结核、真菌感染、淋巴管周病变。

（3）小叶中心性分布：主要见于累及小叶中心细支气管、动脉或淋巴管的疾病。小叶中心性结节的鉴别诊断相当宽泛，包括各种不同病因和分类的疾病，但小呼吸道病变是小叶中心性结节的最常见原因。HRCT上，小叶中心性结节有多个特征，可与其他类型的结节鉴别，包括不累及胸膜下间质和相邻结节之间的距离基本相同。在肺外周，绝大多数肺小叶的中心距离胸膜表面5~10 mm。

因此，肺外周的小叶中心性结节与胸膜表面或叶间裂的距离通常约 5 mm。虽然大的小叶中心性结节可累及胸膜表面或整个肺小叶，但是典型的小叶中心性结节的特征是胸膜下不受累。在肺小叶水平，可见小叶中心性结节（或簇状结节）围绕小叶中央动脉分布，但不累及小叶间隔。最常见的疾病包括：过敏性肺炎、呼吸性细支气管炎、滤泡性细支气管炎、尘肺病、肺水肿、肺出血等。另外其他一些疾病也可以出现小叶中心性结节，包括细菌、分枝杆菌、浸润性黏液腺癌，但这些疾病中的结节常呈软组织密度，常常呈散在性而非弥漫性分布。

本例患者胸部 CT 提示结节影以胸膜下及沿支气管纹理束分布为主，故考虑为沿着淋巴管分布的结节；最常见于结节病、肿瘤的淋巴通道播散和某些尘肺病；患者有尘肺病病史，首先警惕基础疾病进展，但煤工尘肺病病变多缓慢发展，结节分布双肺中下肺野为主，可伴有单侧或双侧肺门淋巴结肿大，可呈蛋壳样钙化，尽管本例患者有煤工尘肺基础，但疾病急性加重，影像学亦不支持；本例患者未见明确占位性病变，肿瘤标志物水平无明显增高，暂不考虑恶性肿瘤淋巴道转移，综合影像学特点，考虑患者为结节病可能性大。

2. 纵隔及肺门淋巴结肿大的鉴别诊断

（1）结核病与结节病：纵隔淋巴结结核不易被发现，在临床表现、影像学、病理形态等与结节病有许多相似之处，在某一特定病理时期，二者的鉴别较为困难。结节病属原因未明的多系统非干酪性肉芽肿疾病，典型影像特征为对称性两侧肺门和气管旁淋巴结肿大。纵隔淋巴结结核与不典型结节病在影像上难以区别，在未取得活检标本，无病理诊断的情况下，可测定血管紧张素转化酶加以鉴别，当鉴别困难时，可考虑抗结核药物保护下激素的诊断性治疗。

对此类患者，如技术条件允许，应当取得病理鉴别依据。

（2）巨淋巴结增生症：是一种具有特殊淋巴结增生特性的良性疾病，约71%的病变位于胸部淋巴结，常表现为纵隔的孤立性肿块。巨淋巴结增生症是一种临床较为少见的良性疾病，易与胸部的其他肿瘤相混淆。如表现为纵隔淋巴结肿大，应积极予以纵隔镜检查以鉴别恶性病变。

（3）淋巴瘤（Hodgkin disease，HD）：较多（50%）侵及纵隔淋巴结，CT表现为单发结节状肿块，多位于气管旁或血管前间隙；融合状无结构肿块，通常为中、前纵隔双侧性；CT平扫密度低于软组织，增强后轻度强化；临近血管被推移或包绕，脂肪间隙消失。典型的纵隔淋巴瘤，单纯影像特征即应高度怀疑，结合其他检查争取临床诊断。非典型病例往往与恶性胸腺瘤难以区分。

（4）肺癌纵隔淋巴结的转移：常导致纵隔淋巴结肿大，除非融合成团，一般胸部X线片难以发现。CT扫描对直径1 cm以上的肿大淋巴结较为敏感，多表现为某一组或几组纵隔淋巴结肿大，散在或成团，但其诊断准确率一般仅有50%左右，单纯以大小判断有无转移并不可靠。淋巴结穿刺活检是获取病理的主要方法。

本例患者纵隔及肺门淋巴结肿大，无明显融合及包绕血管征象，结合肺部结节影分布情况，考虑结节病可能性大。

📋 疾病介绍

结节病是一种原因未明、免疫介导的以非干酪性上皮样细胞肉芽肿为病理特征的多系统疾病。临床表现因疾病累及的组织器官不同而具有多样性，主要表现为双侧肺门淋巴结肿大、肺部浸润、皮肤和眼的损害，也可累及心、肝、脾、唾液腺、肌肉、骨骼、肾及

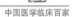

中枢神经系统。本病大多预后良好，60%以上的患者自然缓解。结节病的死亡率仅为1%～5%，大多数结节病患者，其死亡和结节病本身无关。

1. 病因

结节病的病因至今仍不清楚，可能与感染、环境和遗传因素有关。感染的病原体主要是分枝杆菌、痤疮短棒菌苗、伯氏疏螺旋体和病毒。暴露于燃烧植物、植物花粉、金属颗粒（铝、钛、铍等）、建筑材料、潮湿及发霉环境可能与结节病有关。另外，支持遗传因素的证据有，结节病患者的同胞或双亲的患病率高达5倍。目前报道的众多病因学研究中，多数学者认为其免疫学发病机制为：在具有遗传易感性的宿主，暴露于特定的环境（如感染、无机或有机粉尘等），这类可能的致病因子被抗原呈递细胞吞噬、处理并呈递抗原，与抗原特异性的CD4＋的T细胞作用，引起多种细胞因子释放并相互作用，募集更多的单核－巨噬细胞、T细胞等到炎症区，促使肉芽肿的形成。其后肉芽肿性炎症是消散、持续或向纤维化发展取决于炎症细胞、调节细胞、细胞凋亡及Th1/Th2细胞因子间的相互作用，而这多与遗传相关。

2. 临床表现

结节病的临床表现主要与患者的种族、病程长短、累及部位和器官及疾病进展有关。结节病的临床表现有3种情况，分别为无症状、非特异性的全身表现和器官特异性的表现。无症状患者多数是在常规胸部X线片检查时发现胸部异常后而被诊断，占被诊断患者的30%～50%。非特异性全身症状的患者表现为发热（通常为低热，也有达到40 ℃的患者）、体重下降、疲劳、全身乏力及盗汗等。90%以上的患者首先累及肺和纵隔淋巴结，但仅有40%患者有呼吸道症状，起病隐匿、症状较轻，缺乏特异性，主要表现为干咳、呼吸困难、胸痛，偶有血痰，肺部体检通常无异常发现，杵状指罕见。另外，眼、皮肤、浅表淋巴结也较常被累及，眼部病变包括葡萄膜炎、干燥性角膜炎、虹膜睫状体炎、视网膜炎、结膜炎及白内障等，可导致视力下降、视物模糊甚至失明。皮肤病变主要表现为结节性红斑、皮下结节、冻疮样狼疮及斑丘疹等。1/3 的患者有浅表淋巴结肿大。其他较为少见的表现有面神经麻痹、心脏传导阻滞与心律失常、心包炎、肝脾大、多发性大关节炎等。尽管影像学技术有了发展，但胸部 X 线对结节病的诊断、预后和随访依然具有重要作用，超过90% 患者胸部 X 线片表现异常。胸内结节病的 X 线异常主要表现在 3 个方面：肺门及纵隔淋巴结肿大，肺内病变和胸膜病变。结节病胸腔淋巴结肿大在胸部 X 线片上约95% 呈现对称性双侧淋巴结肿大，主要以右支气管旁和主肺动脉窗淋巴结肿大最为常见（＞70%），隆突下、前纵隔和后纵隔相对少见。肺实质受侵犯见于25%～50% 结节病患者，表现为双侧、对称，以上叶和中心区域为主，浸润形式呈现典型的微小结节或网状结节影，而其他征象，如灶性肺泡影和磨玻璃影很少见。胸膜病变发生率低，主要表现为胸腔积液或胸膜肥厚。根据胸部 X 线表现，目前国际上通常将胸内结节病分为以下 5 期：①0 期：无异常 X 线所见；②Ⅰ期：肺门淋巴结肿大，而肺部无异常；③Ⅱ期：肺部弥漫性病变，同时有肺门淋巴结肿大；④Ⅲ期：肺部弥漫性病变，不伴有肺门淋巴结肿大；⑤Ⅳ期：肺纤维化。肺结节病累及肺部时，其胸部 HRCT 表现多样性，依据肺内病变特征及分布特点可分为典型和非典型肺部表现。

（1）典型表现：①肺门及纵隔淋巴结肿大：CT 在显示肺内肿大淋巴结上较胸部 X 线片更敏感，47%～94% 的患者 CT 表现为双侧肺门或纵隔淋巴结对称性增大。病变淋巴清晰，密度均匀，无浸润及融合现象，是结节病淋巴结特征性表现，CT 增强扫描淋巴结中度以上均匀强化是结节病的重要特点。最常累及的淋巴结为双侧肺门、右气管旁、主肺动脉窗淋巴结及隆突下淋巴结肿大。肿大的淋巴结很少压迫静脉与大血管，引起气管狭窄。非对称性的淋巴结肿大，单侧肺门淋巴结肿大为肺结节病非典型表现，占 1% ~ 3% 。淋巴结钙化在病程长的患者中更易见到。②小结节影：沿淋巴管分布微结节病变（1 ~ 4 mm）是肺结节病患者最常见的肺实质病变（75% ~ 90%）；HRCT 典型微结节直径为 2 ~ 4 mm，边界清，圆形，两侧，对称性，上中肺多见，通常位于支气管血管束周围及胸膜下、叶间裂附近，在小叶间隔少见，这些特征具有提示诊断的意义。另外，肉芽肿可引起支气管血管束周围间质增厚，可呈结节状或不规则状，可强烈提示肺结节病。③肺纤维化：约 20% 肺结节病患者，随着病程推移，出现肺纤维化改变，HRCT 表现为线状影或条带实变影，牵拉性支气管扩张，肺结构扭曲（叶间裂，支气管血管束移位）；肺纤维化样改变主要位于中上肺野，斑片状分布。广泛间质纤维化可引起肺动脉高压，相应的右心衰竭。④实变影：随病变进展，微小结节的微小结节影融合可表现小斑片状实变影，类似小叶性肺炎；片状阴影进展融合为大片状气腔实变阴影，其内可见支气管空气征，由肺门向外周放射状分布。实变影边缘不规则，在实变影边缘，或其他部位，通常伴随微小结节影。

　　（2）非典型表现包括：①结节影：15% ~ 25% 肺结节病患者，微小结节影聚集融合成大的结节甚至肿块样病变；胸部 CT 表现为多发性肺结节影及肿块影，其边界不清，直径 1 ~ 4 cm，内可有支气管空气征，位于肺门周围或肺外周；在结节影及肿块影周围见小结节状卫星灶，故称为银河征或结节星系征。另有文献描述由多量微小结节影聚集，但未融合的局限性病灶，称为结节样聚簇征，沿血管和淋巴管分布，位于中上肺野，外周分布。②线状阴影：50%

肺结节病可出现孤立线状影，HRCT表现为线网状阴影。以线状阴影改变为主要表现的肺结节病患者仅有15%～20%。线状阴影主要是小叶间隔及小叶内间质增厚组成，中上肺野常见，胸膜下分布少。当小叶间隔明显增厚及不规则改变时，类似肺淋巴管癌，但肺淋巴管癌累及胸膜下及小叶间隔更为广泛及严重。③磨玻璃影：在肺泡炎阶段，HRCT表现为磨玻璃阴影，但这不是肺结节病的特征性改变，单纯磨玻璃影表现的肺结节病罕见，通常伴随或在其他肺叶可见沿血管和淋巴管分布微小结节阴影。④粟粒样影：可在肺内弥漫性分布，也可呈粟粒样改变，边界清楚，也可模糊。⑤囊状纤维化改变：晚期肺结节病，可出现囊状阴影，肺大泡、纵隔旁肺气肿等表现；病变多位于中上肺野，其次为肺门周围大气道，而下肺胸膜下少见。出现慢性纤维化特征，如主气管，上叶支气管向后移位和肺容积减少。肺结节病蜂窝样囊常出现在中上肺的胸膜下，而下肺基底部少见。偶尔当肺结节病患者蜂窝样囊位于肺胸膜下可被误诊为IPF。⑥支气管病变：原发于气道的结节病发生率较低，为1%～3%，肉芽肿性病变可位于黏膜、黏膜下，可阻塞气道，并导致气道狭窄。肿大的肺门淋巴结有时压迫支气管引起狭窄、肺不张；晚期肺纤维化、蜂窝肺牵拉可使较大的支气管变形和狭窄。在部分患者可发现空气潴留征，提示结节病累及小气道。⑦胸膜病变：发生率低，胸部CT发现少量的胸腔积液或胸膜肥厚要明显优于胸部X线片。

3. 其他辅助检查

（1）血清学检查：活动期结节病可出现外周血淋巴细胞计数减少，约1/3的结节病患者可出现轻度贫血及全血细胞减少。活动期患者2%～10%合并高钙血症及高钙尿症。当病变侵及骨骼和肝脏时碱性磷酸酶可升高。

（2）支气管镜检查：对结节病的诊断具有重要作用，不仅可以观察有无气道内病变，而且可以进行支气管黏膜活检、支气管肺泡灌洗液检查、经支气管镜肺活检和经支气管镜淋巴结针吸。一般认为 BALF 中淋巴细胞数 > 28% 或 CD4 + /CD8 + > 3.5 可作为结节病活动期的指标。

（3）肺功能检查：可了解肺受损的程度。肺功能可以正常，也可以呈限制性或阻塞性通气功能障碍，病变严重时可有弥散功能下降。

（4）血清血管紧张素转化酶（serum angiotensin converting enzyme，SACE）活性测定：SACE 是上皮样肉芽肿分泌，反映了体内总的"肉芽肿负荷"。30% ~ 80% 的结节病患者 SACE 升高。对结节病活动性和预后的判断有一定意义。值得注意的是，SACE 活性增高可发生在其他肉芽肿性疾病，如硅肺、石棉肺等肺疾病。

（5）组织病理学检查：病理检查是诊断结节病的金标准。结节病诊断需要组织病理证实非坏死性肉芽肿，符合相应的临床与放射学表现，并排除有相似表现和组织病理学的其他疾病。结节病的诊断是一种排除性诊断，没有单一的确诊方法。

4. 治疗

结节病患者临床过程和表现差异大，自然缓解率高，总的自行缓解率高达 70%。由于药物治疗相关的不良反应较多，导致结节病治疗的指征一直存在争议。目前缺乏对所有患者均合适的治疗方法及药物。药物的治疗主要包括糖皮质激素和细胞毒及免疫调节剂等。目前多数人认同的观点为，当结节病导致受累器官功能受损时，可开始治疗。对病情稳定，如无症状的患者不需要治疗；对病情进展，侵犯主要脏器，应控制结节病的活动，保护重要脏器的功能。对 Ⅱ 期以上有症状，或肺功能进行性下降，或影像学病变进展

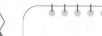

的肺结节病应开始治疗。

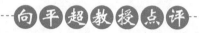

向平超教授点评

　　尘肺、结节病患者影像学均可表现为双肺多发结节及肺门淋巴结肿大，且分布有时相似，需认真鉴别。此患者在有尘肺基础，肺部病变较前进展，疾病发展不符合尘肺疾病过程，确诊需完善相关检查进行明确。同时尘肺患者为结核高危人群，亦需警惕合并结核感染可能。结节病为多系统受累的肉芽肿性疾病，多伴有血清血管紧张素转化酶水平增高，需综合病理、相关化验等明确诊断。

参考文献

1. RAMACHANDRAIAH V, ARONOW W, CHANDY D. Pulmonary sarcoidosis：an update. Postgrad Med, 2017, 129（1）：149 – 158.

2. CARMONA E M, KALRA S, RYU J H. Pulmonary sarcoidosis：diagnosis and treatment. Mayo Clin Proc, 2016, 91（7）：946 – 954.

3. CULVER D A. Diagnosing sarcoidosis. Curr Opin Pulm Med, 2015, 21（5）：499 – 509.

4. SHEN Y, PANG C, WU Y, et al. Diagnostic performance of bronchoalveolar lavage fluid CD4/CD8 ratio for sarcoidosis：a meta – analysis. EBioMedicine, 2016, 8：302 – 308.

5. KOCOŃ P, SZLUBOWSKI A, KUŻDŻAŁ J, et al. Endosonography – guided fine – needle aspiration in the diagnosis of sarcoidosis – randomized study. Pol Arch Intern Med, 2017, 127（3）：154 – 162.

（呼吸与危重症医学科　孙培培）

病例 16
甲磺酸伊马替尼致
间质性肺炎 1 例

病历摘要

患者女性，60 岁，主诉：颜面、四肢水肿 3 个月，呼吸困难 10 天。

患者 4 个月前（2009 年 6 月 22 日）因"小肠间质瘤"手术治疗，术后开始服用甲磺酸伊马替尼 400 mg/d 治疗，3 个月前（服用甲磺酸伊马替尼约 1 个月）出现颜面、四肢水肿，逐渐加重，未予以诊治。10 天前（服用甲磺酸伊马替尼约 3 个半月）患者出现呼吸困难，主要为活动时气短，伴有干咳，无咯血、发热，无夜间阵发性呼吸困难，患者呼吸困难进行性加重，不能耐受日常活动，为进一步诊治于 2009 年 10 月 20 日收入呼吸科。发病以来，患者无关节痛、脱发、口腔溃疡，无口干、眼干，无张口受限、皮肤增厚等。

既往史：高血压病史20年，血压最高140/110 mmHg，平时未用降压药，未服用其他药物。无肺部疾病病史。

吸烟史：无吸烟史。

个人史：无粉尘、放射线、毒物等接触史，家中未养鸟及其他宠物。

入院查体

T 36.3 ℃，P 96次/分，R 20次/分，BP 150/80 mmHg，眼睑、颜面轻度水肿，全身皮肤未见皮疹，双肺未闻及干湿啰音，心脏、腹部查体无异常，双下肢轻度可凹性水肿。

实验室检查

入院后查血常规：HGB 106 g/L，WBC、NE、LY、EO 均正常，PLT正常。肝肾功能、电解质、CRP 等无异常。血气分析（未吸氧）：pH 7.486，PaO_2 67.6 mmHg，$PaCO_2$ 34.7 mmHg。抗核抗体谱、抗中性粒细胞胞浆抗体阴性，类风湿因子阴性，免疫球蛋白均无异常。降钙素原、脑钠肽、肿瘤标志物等均正常。痰细菌培养、真菌培养、痰找抗酸杆菌等均为阴性。超声心动提示心脏无扩大，左室射血分数正常。肺功能提示限制性通气功能障碍，肺活量占预计值55%，肺弥散量降低（占预计值43%）。支气管镜检查气道未见异常，因患者拒绝，未行经支气管镜肺活检。BALF 显示细胞总数升高（0.54×10^9/L），其中巨噬细胞37%、淋巴细胞56%、中性粒细胞5%、嗜酸性粒细胞2%。淋巴细胞亚群 CD4/CD8 比值为1.3。BALF 真菌、细菌、抗酸杆菌、肺孢子菌等检查均为阴性。BALF 细胞病理学检查提示大量的淋巴细胞，无恶性肿瘤细胞。入院后胸部 CT（2009 年 10 月 22 日）：双肺弥漫分布斑片影，符合弥漫性间质性肺炎改变（图 16 - 1）。

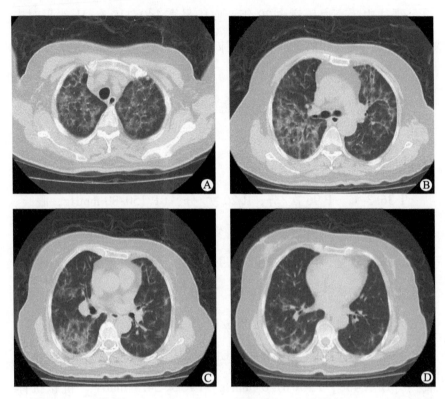

注：A. 双肺尖段；B. 双肺上叶；C. 右肺中叶、左肺舌段；D. 双肺下叶基底段。

图 16 - 1　胸部 CT

诊断

药物性（甲磺酸伊马替尼）间质性肺炎。

治疗过程

入院后停用甲磺酸伊马替尼，给予利尿消肿，患者水肿渐消退，但呼吸困难无好转，停药 3 周后（2009 年 11 月 11 日）开始静脉滴注甲基强的松龙 80 mg bid × 6 d，之后逐渐减量改为口服强的松 40 mg/d，应用激素约 2 周后患者呼吸困难明显减轻，日常活动已不受限，复查胸部 CT 提示双肺病变部分吸收，同时复查肺功能亦有好转，血气分析低氧血症改善，PaO$_2$ 87.8 mmHg（未吸氧）。出院后患者强的松逐渐减量，激素治疗4月余后（2010年3月23日）复查胸部CT提示肺部病变较前明显吸收，但仍遗留肺间质纤维化改变，主要表现为支气管血管束增多，部分呈细网格样改变，两侧胸膜下为著（图16-2），此时患者无呼吸困难症状，停用激素治疗。随访患者，未再服用甲磺酸伊马替尼，未再出现呼吸困难，2年后（2011年11月17日）复查胸部CT提示双肺间质纤维化改变，较2010年3月23日胸部CT无明显变化（图16-3）。

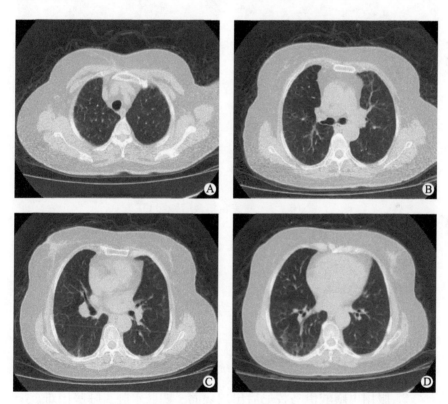

注：A. 双肺尖段；B. 双肺上叶；C. 右肺中叶、左肺舌段；D. 双肺下叶基底段。

图16-2　胸部CT

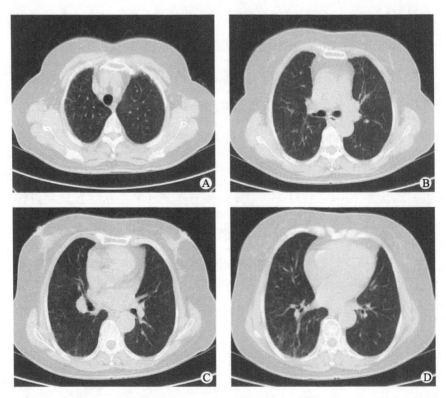

注：A. 双肺尖段；B. 双肺上叶；C. 右肺中叶、左肺舌段；D. 双肺下叶基底段。

图 16 - 3　发病 2 年余后胸部 CT

病例分析

病例特点

1. 老年女性，既往无呼吸系统疾病病史。

2. 服用甲磺酸伊马替尼后出现颜面、四肢水肿、呼吸困难。

3. 血气分析为低氧血症；BALF 中淋巴细胞增多，BALF 中未找到病原体；自身抗体等免疫指标均正常。

4. 超声心动提示心脏无扩大，左室射血分数正常。

5. 肺功能提示限制性通气功能障碍伴弥散功能下降。

6. 胸部 CT 提示弥漫间质性肺炎改变。

诊疗思路

间质性肺疾病（interstitial lung disease，ILD）临床主要表现为进行性加重的呼吸困难、限制性通气功能障碍伴弥散功能降低、低氧血症及影像学上的双肺弥漫性病变。根据病因、临床和病理特点，2002 年美国胸科学会和欧洲呼吸学会进行总结之后，将 ILD 分为四大类：①已知病因：包括职业、药物相关、免疫相关等；②IIP；③肉芽肿性 ILD；④其他罕见 ILD。间质性肺疾病询问病情时需注意重要的相关病史包括心脏病、结缔组织疾病、肿瘤、脏器移植等；药物应用史尤其可以诱发肺纤维化的药物，如胺碘酮、甲氨蝶呤等；家族史、吸烟史；职业或家居环境暴露史，宠物嗜好或接触史，这些病史的详细了解对于明确间质性肺疾病的病因具有重要作用。

本例患者有呼吸困难症状，血气分析为低氧血症，肺功能提示限制性通气功能障碍伴弥散功能下降，胸部 CT 提示双肺弥漫斑片影，符合间质性肺炎改变，考虑间质性肺炎诊断成立，患者发病前无特殊职业及家居暴露史，入院后相关检查除外感染性疾病及自身免疫性疾病，患者发病前除应用甲磺酸伊马替尼外无其他用药史，因此强烈怀疑甲磺酸伊马替尼用药所致的间质性肺炎，通过停用甲磺酸伊马替尼和给予糖皮质激素治疗后间质性肺炎改善，随访多年未再出现间质性肺炎复发，最终诊断甲磺酸伊马替尼所致间质性肺炎。

疾病介绍

甲磺酸伊马替尼是一种酪氨酸激酶抑制剂，目前主要用于治疗慢性粒细胞白血病及恶性胃肠道间质肿瘤。甲磺酸伊马替尼所引起的呼吸系统不良反应主要有呼吸困难和咳嗽，通常是由于肺水肿和胸腔积液的原因，间质性肺炎为甲磺酸伊马替尼罕见不良反应，患者可以是无症状到严重症状，无症状的患者占少数，症状主要表现为呼吸困难，部分伴有干咳，严重者出现低氧血症或呼吸衰竭。间质性肺炎的发生与甲磺酸伊马替尼的治疗时间没有明确的相关性，服用甲磺酸伊马替尼后发生间质性肺炎的时间从1周到20个月不等，但以发生于前3个月的居多。甲磺酸伊马替尼所致间质性肺炎的胸部X线片及CT表现为双肺弥漫性或斑片状磨玻璃影、实变影和（或）小结节影，部分文献报道亦可见胸膜下网格影。

甲磺酸伊马替尼所致间质性肺炎的治疗首先是停药，观察疾病过程和选择性加用糖皮质激素，大多数患者病情为轻度，治疗后病情迅速缓解，但仍有部分患者病情无改善甚至死亡。早期诊断、早期停药，病情重的患者早期加用糖皮质激素是决定预后的关键因素。甲磺酸伊马替尼治疗后出现间质性肺炎的危险因素及预后因素仍不清楚，有报道提示，之前肺部已有受损的患者可能更容易发生甲磺酸伊马替尼相关的间质性肺炎。

总之，接受甲磺酸伊马替尼治疗的患者，当其出现呼吸困难、咳嗽等肺部症状时，应高度警惕甲磺酸伊马替尼所致间质性肺炎的可能性，应尽快完善影像学（高分辨CT为主）评估肺部情况，获取组织病理学的进一步支持，除外其他导致间质性肺炎的病因，如感染、自身免疫性疾病和其他药物因素，一旦诊断成立，应迅速停药，正确评估后对严重的间质性肺炎患者早期给予糖皮质激素治疗，避免导致不可逆的结果。

笔记

向平超教授点评

目前抗肿瘤靶向药物为肿瘤治疗热点，随着靶向药物应用的增多，相关的间质性肺炎也越来越多见，临床上应引起重视，提高警惕，对于应用靶向药物的患者出现间质性肺炎应想到药物所致间质性肺炎可能，治疗上首先应立即停用相关药物，根据病情及时加用糖皮质激素，与特发性间质性肺炎相比，药物所致间质性肺炎早期停药、早期治疗效果良好。

参考文献

1. LEE N R, JANG J W, KIM H S, et al. Imatinib mesylate – induced interstitial lung disease in a patient with prior history of mycobacterium tuberculosis infection. Korean J Intern Med, 2015, 30 (4): 550 – 553.

（呼吸与危重症医学科　时延伟）

笔记

病例17
慢性嗜酸性粒细胞性
肺炎1例

📋 病历摘要

患者男性，60岁，因"胸闷、气短1个月"于2014年11月24日收入院。

患者于入院1个月前（大约2014年10月中旬）受凉后出现胸闷、气短，干咳，偶尔有少量白痰，易咳出，无发热、头痛，无胸痛、心悸，自服药物抗感冒治疗，效果欠佳。1个月来患者胸闷、气短持续存在，偶有少量白痰，自觉乏力，爬楼时气短明显，上3层楼需要休息，无盗汗、咯血，无口干、眼干，无皮疹、关节肿痛，无光过敏及大量脱发，休息后症状无明显缓解。10天前（2014年11月14日）我院胸部CT（图17-1A，图17-1C，图17-1E）提示肺间质纤维化继发感染，给予乙酰半胱氨酸胶囊联合百令胶囊，胸闷、气短无明显缓解，为进一步诊治2014年11月24日入院。发病以来，无腹痛、腹泻、呕血、黑便；无尿频、尿急、尿痛；体重近期无明显变化。

既往史：10年前诊断高血压、2型糖尿病10年。

过敏史：无药物过敏史。

吸烟史：40余年，约20支/日。

个人史：曾养狗1只（2002—2009年）。

入院查体

T 36.8 ℃，P 88 次/分，R 22 次/分，BP 130/70 mmHg。神清，全身淋巴结未触及肿大。口唇无明显发绀，颈静脉无怒张，胸廓无畸形，双侧语颤略减弱，两肺叩诊清音，双肺呼吸音较低，双下肺可闻及少许湿啰音。心界不大，心率88次/分，律齐，未闻及杂音。腹软，无压痛，肝脾肋下未及。双下肢不肿。

实验室检查

入院化验血常规 WBC 8.6×10^9/L，NE% 55.1%，EO% 15.1%，HGB 144 g/L，PLT 215×10^9/L。生化检查：Glc 6.92 mmol/L，CRP 11.55 mg/L，IgE 819 IU/mL，动态 ESR 36 mm/h，D-二聚体 0.6 mg/L。自身抗体全项：抗核抗体 1∶320，余均阴性；ANCA：阴性。过敏原：对螃蟹、虾、鳕鱼、猪肉食物不耐受。UCG：LVEF 73%，左室舒张功能减低。肺功能：轻度限制性通气障碍，VC：64%，FEV_1% 85%，FEV_1占预计值百分比为68%，可逆试验阴性，TLCO：26%，弥散功能降低。

2014年11月25日复查CT胸部平扫（图17-1B，图17-1D，图17-1F）：①双肺间质纤维化继发感染，治疗后复查；②纵隔间隙内肿大淋巴结，请追随观察；③双侧胸膜肥厚，冠状动脉硬化。

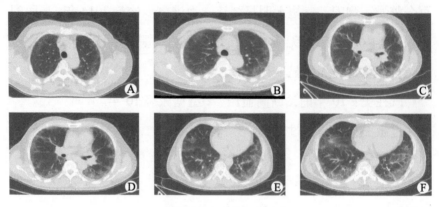

图 17 - 1 胸部 CT

继续完善病原学检查。便找虫卵：未见；寄生虫染色：未见；肺炎支原体抗体 IgG、IgM：阴性；衣原体抗体；IgM：阴性。

支气管镜检查（灌洗、刷片、BALF、黏膜活检）。气管镜下未见明显异常。刷片、灌洗液：未见真菌孢子及菌丝；未见肿瘤细胞。病理：支气管黏膜上皮部分鳞状上皮化生，伴轻中度非典型增生，基底膜轻度增厚，间质散在淋巴细胞及少量嗜酸性粒细胞浸润。

BALF 检查：中性粒细胞 20%（< 3%），巨噬细胞 65%（>84%），嗜酸性粒细胞 12%（<0.5%），淋巴细胞 3%（<13%）。

病理流式细胞学检查（10 mL 肺泡灌洗液）：CD3 + CD4 双阳细胞计数 41 800 个；CD3 + CD8 双阳细胞计数 131 800 个；CD3 + CD4 双阳细胞/CD3 + CD8 双阳细胞：0.3。

诊断

慢性嗜酸性粒细胞性肺炎。

治疗过程

醋酸泼尼松 50 mg/d 口服，2015 年 1 月 7 日复查胸部 CT（治疗 2 周后）（图 17 -2），2015 年 9 月 8 日复查胸部 CT（图 17 -3）。

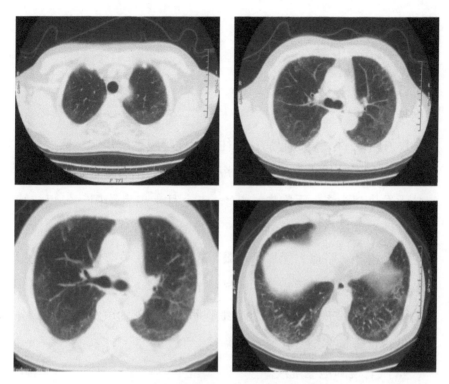

图 17 - 2　胸部 CT（2015 年 1 月 7 日）

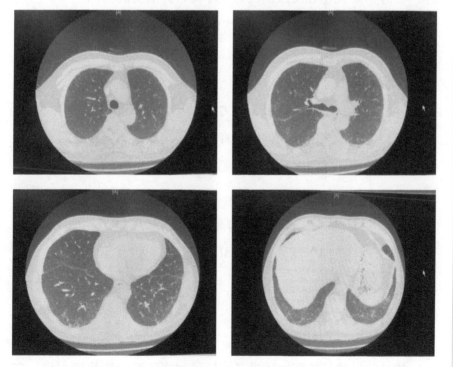

图 17 - 3　复查胸部 CT（2015 年 9 月 8 日）

病例分析

病例特点

1. 中年男性，急性起病；既往无慢性呼吸系统疾病。

2. 患者受凉后出现胸闷、气短，干咳，偶尔有少量白痰，易咳出，无发热、头痛，无胸痛、心悸；1 个月来患者胸闷、气短持续存在，偶有少量白痰，自觉乏力，爬楼时气短明显，上 3 层楼需要休息，无盗汗、咯血，无口干、眼干，无皮疹、关节肿痛，无光过敏及大量脱发，休息后症状无明显缓解。

3. 化验血常规可见嗜酸性粒细胞明显增高；血气分析提示氧分压降低；自身抗体全套化验：均阴性。

4. 气管镜肺泡灌洗液。

5. 肺功能提示轻度限制性通气障碍，弥散功能降低。

6. 胸部 CT 提示双肺间质纤维化改变，肺外带明显。

诊疗思路

诊断依据

（1）症状：干咳、气短、乏力。

（2）体征：双下肺少许爆裂音。

（3）化验：外周血和肺泡灌洗液嗜酸性粒细胞及 IgE 明显升高。

（4）胸部 CT：肺水肿翻转征。

（3）BALF 检查：嗜酸性粒细胞 12%（＜0.5%），CD3 + CD4 双阳细胞/CD3 + CD8 双阳细胞为 0.3。

 疾病介绍

慢性嗜酸性粒细胞性肺炎又称迁延型嗜酸性粒细胞增多症。高峰年龄是 40～50 岁，女性几乎是男性的 2 倍。本病较单纯型嗜酸性粒细胞增多症病程长，通常为 2～6 个月，甚至超过 1 年，症状也较严重。呈亚急性临床表现，常见的症状有低热、夜间大量出汗，中度体重下降，咳嗽，有少许黏痰，约有 2/9 患者少量咯血，患者最后发展为渐进性的呼吸困难，与发作性哮喘有关。少数患者表现为急性严重的呼吸衰竭或 ARDS。

1. 病因

CEP 的病因可能与单纯型嗜酸性粒细胞增多症相似，亦可能是自身免疫性疾病。由Ⅲ型、Ⅳ型变态反应的协同作用所引起，也可由Ⅱ型变态反应所致。尽管确切的免疫发病机制还不清楚，但许多证据表明，嗜酸性粒细胞在对肺组织损伤中发挥着初始的重要的作用。

在临床症状发作前，外周血中及骨髓中嗜酸性粒细胞数目已增多，BALF 中也是以嗜酸性粒细胞为主，在肺实质和微血管上可见嗜酸性粒细胞衍化颗粒蛋白，CEP 患者的 BALF 中的嗜酸性粒细胞衍化颗粒蛋白也是增加的、包括Ⅱ型组织相溶性抗原在内的 BALF 衍化的嗜酸性粒细胞表达激活标志物也增高，这些在 CEP 中调节嗜酸性粒细胞激活和脱颗粒的过程中并不清楚，之间的关系还不清楚。

2. 诊断

根据病史、病程、两肺表现表明，这些嗜酸性粒细胞是活化的。

从Ⅱ型组织相溶性抗原和其他激活标志物，是在 BALF 中而非血液中的衍生嗜酸性粒细胞表达增加说明免疫炎症反应是局限在肺中。在体外，免疫球蛋白能放大嗜酸性粒细胞趋化和脱颗粒。免疫循环复合物和 IgE 滴度的升高与疾病的临床突发有关。到目前为止，嗜酸性粒细胞活化和免疫球蛋白在哮喘音、外周血嗜酸性粒细胞增高及胸部 X 线阴影可做出临床诊断。不典型者，可经肺活检进行病理检查，以明确诊断。必要时可用泼尼松试验性治疗以帮助诊断。

实验室检查：白细胞计数增多 $> 10 \times 10^9$/L。60%～90% 的患者外周血嗜酸性粒细胞增多（>6%），但外周血嗜酸性粒细胞缺乏也不能排除该病。痰中可找到较多的嗜酸性粒细胞。红细胞沉降率增快（>20 mm/h）。1/3 的病例血 IgE 升高。

其他辅助检查：肺功能的异常和严重程度与疾病的阶段有关，典型者为中、重度的限制性通气功能障碍、DLCO 的下降。肺泡 – 动脉氧的梯度的升高，如伴有哮喘则有阻塞性的改变。X 线表现与胸膜相对的周围渐进的密度增强的浸润影，边缘不清，呈非节段性、亚段和叶的分布，多位于肺外周 2/3，而肺门处较透明，故称为"肺水肿反转形状"，阴影易在原处复发。泼尼松治疗后阴影很快吸收。与 Loffler 综合征相反，CEP 的肺浸润为非迁移性，很少有胸腔积液。不典型的 X 线表现包括结节状浸润、弥漫性磨玻璃样的肺泡填充征。胸部 CT 检查对于临床怀疑而 X 线表现不典型的病例可作 CT 检查，CT 的表现在症状发作的前几周，大部分表现为典型的密度区、周围局部的肺泡实变，当症状持续 2 个月以上，可见有条索带状不透光区，并见纵隔淋巴结肿大。

3. 治疗

泼尼松是 CEP 最主要的治疗药物，大多数病例用泼尼松（40 mg/d，为最初剂量）治疗后，6 h 内退热，24～48 h 呼吸困难、咳嗽和嗜酸性粒细胞浸润减轻，低氧血症在 2～3 天得到缓解，1～2 周 X 线改善，快者 2～4 天。症状完全缓解在 2～3 周，X 线在 2 个月内恢复正常。待症状好转和肺部症状吸收后逐渐减量（约 10～14 天），疗程 4～6 个月。

4. 预后

CEP 预后一般良好，但偶可致死。未经治疗的患者很少能缓解，经糖皮质激素治疗的患者病死率明显下降。但是如泼尼松过快减量或间断时，58%~80%的患者复发，复发常出现在原来的解剖部位上，则需1~2年的治疗，25%的患者需长期维持剂量（2.5~10.0mg/d）直到疾病愈合。尽管没有指标表明患者会复发或需要长期维持治疗，但短程（1~3个月）治疗常致复发，且可多次复发，但再次服用泼尼松仍然有效。

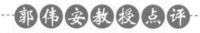

郭伟安教授点评

　　慢性嗜酸性粒细胞性肺炎好发于中年，临床表现缺乏特异性，影像学以外周肺组织浸润为主；外周血及BALF中嗜酸性粒细胞明显增高，除外继发嗜酸性粒细胞增高的因素，如药物应用、毒害物质暴露、寄生虫及真菌感染等。本例患者中年男性，有宠物饲养史，发病以咳嗽、气短为主要症状，化验外周血嗜酸性粒细胞和BALF嗜酸性粒细胞明显增高，胸部CT为肺水肿翻转征为主要表现，结合病史及相关检查，除外了药物性因素、寄生虫感染及曲霉感染等原因，同时除外了ABPA，最终确诊慢性嗜酸性粒细胞性肺炎。治疗以口服糖皮质激素为主，疗效显著，但复发率较高，如病情复发，激素依然有效，长期服用激素，需规律监测血糖，防止继发结核、真菌等机会性感染，防止骨质疏松等并发症，目前患者咳嗽、气短症状明显缓解，需定期监测血常规、IgE、肺功能、肺部CT等。

（呼吸与危重症医学科　张克）

病例 18
继发性机化性肺炎 1 例

病历摘要

患者女性，77 岁，主诉：发热伴咳嗽、咳痰 10 余天。

患者 10 余天前因受凉后出现发热，多于每日下午体温上升，37.5～38.2 ℃，热前伴有畏寒，伴周身乏力不适，伴有咳嗽、咳痰，少量黄白黏痰。自服药物后体温可逐渐下降，后又复升。6 天前就诊于我院急诊，胸部 CT（图 18-1）提示双肺散在斑片状密度增高影，以胸膜下为主，血常规：WBC 11.9×10^9/L，给予"头孢米诺联合阿奇霉素"抗感染治疗 5 天，仍每日下午发热，体温最高 38.5 ℃。遂为进一步诊治收入我科。患者自发病以来，精神可，食欲、睡眠差，大小便同常，体重较前无明显变化。

既往史：高血压、糖尿病病史，血糖控制不佳，有陈旧性肺结核病史。

个人史及家族史无特殊。

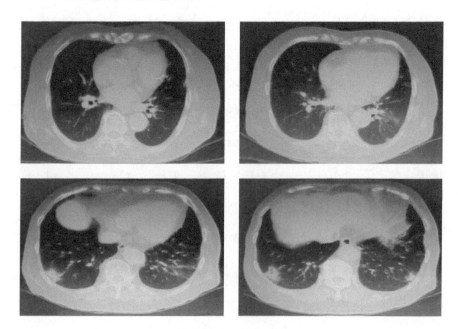

图 18-1 胸部 CT

入院查体

体温 37.8 ℃，神清，精神可，口唇无发绀，双肺呼吸音清，可闻及少许爆裂性啰音，心率 76 次/分，律齐，未闻及杂音，腹软，无压痛，双下肢无水肿，无杵状指。

实验室检查

血气分析（未吸氧）：pH 7.438，$PaCO_2$ 31.7 mmHg，PaO_2 70.5 mmHg，SpO_2 95.4%。血常规：WBC $11.9 \times 10^9/L$，NE% 85.4%，HGB 112 g/L，PLT $415 \times 10^9/L$。PCT 0.059 μg/L，CRP 135.11 mg/L，ESR 81 mm/h。肝肾功能及凝血功能：未见异常。BNP：正常范围。

心电图：窦性心律，左心房扩大，非特异性房内阻滞，左心室高电压，ST－T改变。超声心动图：主动脉瓣反流（轻度），升主动脉内径增宽，左室舒张功能减低。腹部超声：右肾强实质回声，钙化点。肺功能检查：轻度限制性通气功能障碍，伴弥散功能减低。患者入院后胸部CT（图18－2）提示双肺病变较前进展，胸膜下分布为主，部分病变沿支气管纹理束分布，不除外非典型致病菌、结核、真菌等特殊致病菌感染，查血支原体、衣原体抗体阴性，结核抗体均为阴性，血清G试验、GM试验均为阴性。自身抗体谱：阴性，抗中性粒细胞胞浆抗体谱：阴性。类风湿因子抗体阳性。肿瘤标志物：阴性。结核感染T淋巴细胞检测：阴性。T淋巴细胞、B淋巴细胞亚群：正常。支气管镜检查，灌洗液：无致病菌生长。支气管黏膜刷片：未见结核、真菌。细胞学检查：未见异常。TBLB：黏膜炎性改变。

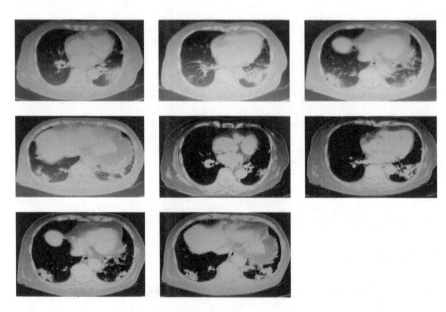

图18－2　入院后胸部CT

为进一步明确诊断，经皮肺组织穿刺活检病理（图 18 - 3）：肺泡间隔增宽，其内纤维组织增生伴 Masson 小体形成，肺泡腔内较多泡沫细胞，中性粒细胞、浆细胞及淋巴单核细胞浸润，符合机化性肺炎并急性炎症病理改变，考虑继发性；抗酸染色阴性；PAS 染色阴性。

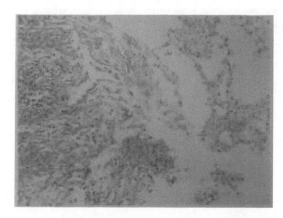

图 18 - 3　经皮肺组织穿刺活检病理 （HE×100）

诊断

　　继发性机化性肺炎。

治疗过程

　　入院后先后给予比阿培南、盐酸莫西沙星广谱覆盖抗感染治疗，对症化痰、镇咳等治疗，患者仍持续发热，待患者机化性肺炎诊断明确，给予甲泼尼龙 40 mg qd 口服，逐渐减量，患者体温恢复正常，复查胸部 CT（图 18 - 4）提示炎症较前明显好转。患者病理提示继发性机化性肺炎，监测类风湿因子抗体阳性，考虑不除外类风湿关节炎，免疫科会诊嘱密切随访，半年后患者出现关节肿痛，变形，诊断类风湿关节炎。

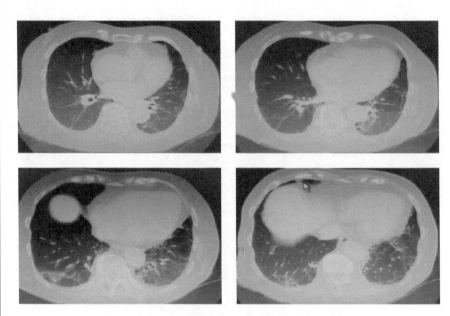

图 18-4　胸部 CT

病例分析

病例特点

1. 老年女性，急性起病。

2. 发热、咳嗽，活动后气短为主。

3. 查体肺部可闻及爆裂音。

4. 实验室化验提示血液一般检查增高，CRP、ESR 水平增高，PCT 基本正常，类风湿因子抗体阳性，G 试验、GM 试验均正常，肿瘤标志物水平正常。

5. 肺部阴影，以双侧胸膜下和支气管纹理束分布为主，常规抗感染治疗无效，疾病进展。

6. 气管镜检查：未找到致病菌。

7. 病理提示：肺泡间隔增宽，其内纤维组织增生伴 Masson 小体形成，肺泡腔内较多泡沫细胞，中性粒细胞、浆细胞及淋巴单核细胞浸润，符合机化性肺炎并急性炎症病理改变，考虑继发性。

8. 随着患者疾病演变，出现类风湿关节炎相关症状，抗体滴度持续增高，结合诊断标准，诊断类风湿关节炎，考虑疾病为类风湿关节炎继发机化性肺炎。

诊疗思路

发热伴肺部阴影的鉴别诊断

（1）首先考虑是否为感染性疾病：肺部感染是发热伴肺部阴影最常见的原因，患者多伴有咳嗽、咳脓性痰，肺部出现干湿性啰音，实验室检查可表现为末梢血白细胞增高、核左移，CRP 和降钙素原增高等实验室指标变化。但是一些非感染性疾病，如肺水肿、肺癌、急性呼吸窘迫综合征、肺不张、肺栓塞、肺嗜酸性粒细胞增多症、结缔组织疾病或血液病的肺部浸润等，同样可有发热和肺部阴影，致使鉴别诊断困难。一般综合血常规，感染性疾病，尤其是细菌感染血液一般检查及中性粒细胞水平均增高，但病毒、支原体、衣原体、结核和真菌感染时可正常，轻度升高或降低。肺炎时 CRP 水平比非感染性肺部疾病者明显增高，一般认为 CRP 升高超过正常值上限的 3 倍可作为肺炎的诊断标准之一。PCT 水平增高是细菌感染的重要提示。此患者血液一般检查提示白细胞水平增高，CRP 水平增高，但 PCT 水平基本正常，常规抗感染治疗无效，无结核、真菌等特殊致病菌感染依据，考虑感染性疾病依据不充分，需考虑非感染性疾病可能。

（2）非感染性疾病：常见的非感染性疾病，包括肺癌、血液系统疾病、结缔组织疾病、间质性肺疾病、血管炎、过敏性肺炎、放射性肺炎、肺水肿、肺栓塞等。根据肺组织病变解剖部位可以分为以气腔病变为主、以血管病变为主和以间质病变为主 3 类疾病。根据胸部影像学表现，考虑此患者病变为气腔病变为主分布。

（3）以气腔（肺实变）为主的疾病：包括隐源性机化性肺炎、

嗜酸性粒细胞性肺炎、肺腺癌、呼吸性细支气管炎伴间质性肺疾病、脱屑性间质性肺炎、过敏性肺炎、肺泡蛋白沉积症等。隐源性机化性肺炎的胸部CT表现为单侧或双侧胸膜下实变影，以双下肺为主，常有支气管充气征，动态观察病变有呈游走性，病理活检时最终确诊的"金标准"。此患者影像学为典型COP影像学改变，最终经病理确诊。

（4）机化性肺炎为原发或继发：积极寻找继发因素。

疾病介绍

机化性肺炎（organizing pneumonia，OP）是各种病因引起的肺泡炎症病理改变。OP的组织学形态特征为肺含气空间（肺泡）和终末气道内出现结缔组织的疏松嵌塞、间质炎症和纤维化轻微或无。OP是对各种肺损伤的非特异性反应，导致肺炎不吸收或延迟吸收，是急性肺损伤（acute lung injury，ALI）的主要修复反应之一。OP反映了肺泡和末梢细支气管炎症的不完全吸收；尽管其病理学模式是非特异性的（已知OP可因多种不同类型"损伤"刺激形成），但它几乎是一种独特的临床病理综合征的特征标志。COP没有已知原因，被归类为特发性间质性肺炎。继发性机化性肺炎按病因可分三类：第一类为感染，包括细菌、病毒、寄生虫、真菌等，但通常不易确认，因为有些检查很难进行，部分是感染启动未控制的炎症性机化性肺炎过程，在致病原消失后仍然持续；感染原可引起继发毒性免疫反应。第二类为病因未定，但发生在有特异性相关联状态疾病的OP，如结缔组织病经常累及肺实质；出现渗出性肺疾病包括寻常型间质性肺炎、非特异性间质性肺炎（nonspecific interstitial pneumonia，NSIP）或机化进行性肺炎；血液疾病，如淋巴细胞瘤、白血病，器官或骨髓移植等。第三类为药物的作用，是

笔记

否为 COP，需要排除一切引起 SOP 的原因：感染、肿瘤、结缔组织病（其中以肌炎和皮肌炎最常见），甚至在血管炎、结节病、过敏性肺炎（hypersensitivity pneumonitis，HP）、嗜酸性肺病的某些阶段亦可观察到某些区域类似 OP 样影像学改变。COP 是排除 SOP 后的诊断，需要临床医师、影像科医师、病理科医师 MDT 合作定性。OP 临床上主要表现干咳、呼吸困难，呼吸困难多为活动后气短，程度多数较轻，部分患者可出现发热、纳差、体质量下降，也有部分患者无明显症状，少数患者有流感样前驱症状，咯血、胸痛、关节痛、盗汗少见。两者相比 SOP 常有原发病特征，如皮肌炎、肿瘤等。临床观察到 COP 患者状态大多逍遥，病灶可游走。Vasu 等报道发热和胸腔积液在 SOP 中更常见，但 COP 和 SOP 两组比较差异无统计学意义。Sveinsson 等报道 COP 和 SOP 两组在临床特征中差异无统计学意义，除了喘息在 SOP 组更常见。Drakopanagiotakis 等报道 COP 和 SOP 两组在临床特征中差异无统计学意义，没有特异性。沈威等研究 COP 与结缔组织病相关性机化性肺炎（connective tissue disease–related organizing pneumonia，CTD–OP）的临床差异，CTD–OP 组患者发热、关节痛、皮疹发生率明显高于 COP 组，考虑与结缔组织病（connective tissue disease，CTD）的本身疾病表现有关，但需注意仍有约半数的 CTD–OP 患者缺乏上述 CTD 相关症状。

不同类型 CTD 继发的 ILD 中 OP 发病率有差异。类风湿关节炎是一种以多关节病变为主要表现，合并关节外表现的一种自身免疫性疾病。肺间质病变是类风湿关节炎肺部受累最常见表现，亦是导致 RA 患者主要死亡原因之一。在类风湿关节炎肺间质受累中，机化性肺炎的发生率要低于非特异性间质性肺炎与寻常型间质性肺炎。根据文献报道，尽管机化性肺炎多发生于类风湿关节炎疾病的过程中，仍有部分患者机化性肺炎发病早于或者与类风湿关节炎同

笔记

时发生。在这些病例呼吸道症状是类风湿关节炎活动的首发及主要的依据。监测抗环瓜氨酸肽 （cyclic citrullinated peptide，CCP） 抗体和类风湿因子，能够预测未来类风湿关节炎的发病。研究表明，抗 CCP 抗体可以准确预测 93% 的类风湿关节炎患者，并且此项指标已经成为 2010 年美国风湿病学会/欧洲风湿病联盟分类标准的四项主要指标一。同时有患者的机化性肺炎是由于生物或合成的非甾体类抗感染药物导致的。这使得应用非甾体类抗感染药物治疗的类风湿关节炎患者，发生机化性肺炎的机理更加复杂。类风湿关节炎相关的机化性肺炎的预后一般比较好，因为大多数患者对激素治疗反应较快。然而，在早期诊断，激素治疗会掩盖关节症状，导致疾病诊断有延迟。

OP 的最常见的影像特点是双侧周围性实变。胸部 CT 表现为气腔实变影，支气管或细支气管周围、边缘轻度、病变区内细支气管管壁增厚。磨玻璃影约占 22%，孤立性阴影不常见，而反晕征、网格影、多发性结节、胸腔积液少见。反晕征型为外带实性部分较薄，非结节堆积，在 COP 组中更多见。而 COP 的特征性的改变为游走性阴影。OP 的影像学表现无明显特异性，容易误诊为其他疾病，如两肺胸膜下或沿支气管血管束分布的斑片状实变影、条索状影及磨玻璃影，这部分患者容易被误诊为社区获得性肺炎。部分患者表现为孤立性块状影，容易误诊为肺癌。而多发肺结节容易被误诊为肿瘤肺转移。

Sveinsson 等报道了 COP 和 SOP 组的诊断方法，气管镜检查是诊断的最主要的方法，76% 的 COP 患者和 86% 的 SOP 患者是由气管镜检查确诊的。其余的病例由外科肺活检确诊。Kavakli 等报道了影像学和确诊方式之间的关系，孤立性肺结节与外科肺活检相关，而实变、斑片状渗出灶更多由气管镜检查确诊。对于临床高度怀疑其他疾病、临床及放射学表现不典型（如结节样改变）、病情呈急进型及缺乏治疗反应时仍应考虑外科肺活检。但病理表现为OP时临床并不能诊断为COP还是继发性OP，应该综合临床特征、影像学表现，结合病理形态，进行多学科讨论做最终诊断。

治疗上，COP对激素治疗反应良好、起效快，70%～80%的患者激素治疗后病灶可完全吸收。目前对于COP激素的用法及疗程尚无统一标准，但需注意在激素减量或停药后有一定比例的COP会复发。而SOP组患者还需针对进行基础病的治疗。

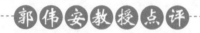

　　　　继发性机化性肺炎病因有很多种，包括结缔组织疾病。类风湿关节炎引起肺部受累表现多样，最常见的为非特异性间质性肺炎及普通型间质性肺炎，机化性肺炎发生率相对略低。机化性肺炎多发生于类风湿关节炎诊断后，亦有发生于类风湿关节炎之前或同时发生，后者更容易漏诊。抗CCP抗体为一相对敏感的预测指标，在类风湿关节炎发病之前可能有一定程度的增高，对预测疾病的发生有意义。对于诊断考虑继发性机化性肺炎的患者，需积极寻找病因。

参考文献

1. 沈威，李慧，代静泓，等. 隐源性机化性肺炎及结缔组织病相关性机化性肺炎的临床及影像特点分析. 中华结核和呼吸杂志，2015，38（9）：669-674.

2. YDMAZ S, OZYNREK B, ERDOGAN Y, et al. Retrospective evaluation of patients with organizing pneumonia：is cryptogenic organizing pneumonia different from secondary organizing pneumonia. Tuberk Toraks, 2017, 65（1）：1-8.

（呼吸与危重症医学科　孙培培）

病例 19
重症肌无力危象 1 例

📋 病历摘要

患者女性，45 岁，主诉：咳嗽、咳痰 2 日伴喘憋 1 日。

患者于入院前 2 天前诱因不明出现咳嗽、黄痰，不易咳出，咽痛、乏力，无畏寒、发热，无寒战，无四肢、肌肉酸痛。无胸痛、咯血。入院当日出现喘憋，安静状态下喘憋仍明显，急诊静脉滴注头孢米诺等药物治疗效果不佳。为进一步诊治入院。自发病来精神、食欲欠佳，大小便正常，体重较前有所下降。否认其他慢性疾病病史。无不良嗜好，无长期粉尘、有害物质接触史。无宠物饲养史。否认家族性、遗传性疾病史。

入院查体

T 36.8 ℃，R 25 次/分，BP 120/70 mmHg。神志清楚。全身浅

表淋巴结未及肿大。口唇无明显发绀。双肺叩诊清音，双肺呼吸音低，双肺可闻及湿性啰音。心界不大，心率80次/分，律齐，各瓣膜区未闻及病理性杂音。腹部平软，无压痛、反跳痛及肌紧张，肝脾肋下未触及；腹部叩诊鼓音，移动性浊音阴性。双下肢无水肿。

辅助检查

血常规：WBC 11.1×10^9/L，NE% 58%，LY% 33%。胸部X线片：双肺纹理略粗乱（图19-1）。

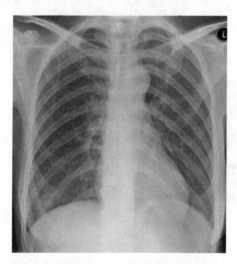

图19-1　胸部X线片

实验室检查

PCT 0.025 μg/L，CRP 17.38 mg/L，NT-proBNP 96 pg/mL，D-二聚体1.1 mg/L。动脉血气分析（FiO_2 35%）：pH 7.4，$PaCO_2$ 42 mmHg，PaO_2 125 mmHg，Lac 0.6 mmol/L。心电图：窦性心律，T改变。支原体抗体阴性，自身抗体、抗中性粒细胞胞浆抗体阴性。T-spot阴性。肺癌标志物：正常。动态ESR 18 mm/h。甲功五项：T3、FT3偏低，T4、FT4、TSH正常。胸部CT：左下叶少许斑片影（图19-2）。腹部超声未见异常。UCG：未见异常。

患者进食呛咳，耳鼻喉科会诊喉镜检查显示声门闭合有缝隙（图19-3）。

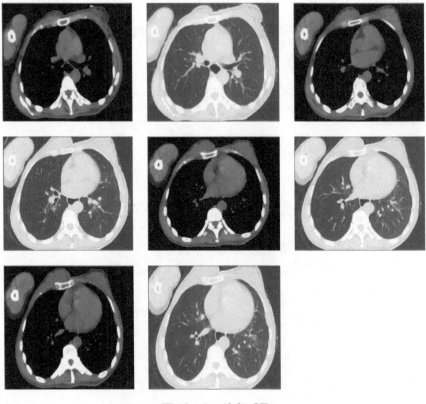

图 19 - 2　胸部 CT

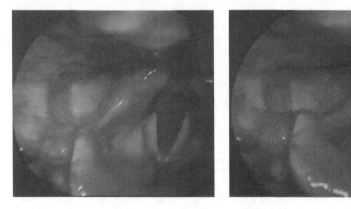

图 19 - 3　喉镜

　　入院后予头孢米诺抗感染治疗。患者有痰不易咳出，逐渐出现神志不清，呼之不应，口唇发绀。查动脉血气分析：pH 7.163，PaO_2 127.7 mmHg，$PaCO_2$ 102.1 mmHg，BE 3.3 mmol/L，Lac 2 mmol/L。

给予无创呼吸机辅助通气治疗，模式 ST，参数 IPAP 14 cmH$_2$O，EPAP 4 cmH$_2$O。转入 RICU 进一步治疗。转入后继续无创机械通气，IPAP 逐渐升至 20 cmH$_2$O，EPAP 5 cmH$_2$O。复查动脉血气分析：pH 7.302，PaO$_2$ 46.6 mmHg，PaCO$_2$ 63 mmHg，Lac 3.1 mmol/L，SaO$_2$ 80.1%。患者低氧血症明显，给予气管插管机械通气。复测体温 37.9 ℃。复查化验：PCT 3.99 μg/L，BNP 2773 pg/mL，LDH 27 IU/L，HBDH 232 IU/L，CK 233 U/L，CKMB 39 U/L。黄疸常规 TBIL 19.9 mmol/L，DBIL 7.1 mmol/L，ALB 26 g/L。便潜血、胃液潜血阳性，考虑合并应激性溃疡。胸部 X 线片（图 19 - 4）：右中下叶渗出实变影，右侧膈肌抬高。

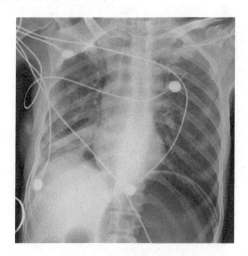

图 19 - 4 胸部 X 线片

支气管镜检查：两侧支气管黏膜充血、水肿，各叶段管腔内大量黄白色黏稠分泌物。肺泡灌洗液：大量炎性细胞，未见结核菌及肿瘤细胞（图 19 - 5）。

经机械通气治疗，患者神志转清，查体：眼睑不能完全闭合，双下肢肌力Ⅳ级。追问病史：半年前出现吞咽困难，体重下降。行食管造影（钡剂）期间，吞钡后钡剂进入支气管内，检查未再继续。进一步完善检查，自身抗体：抗核抗体胞浆颗粒型 1：320，抗

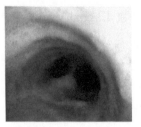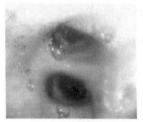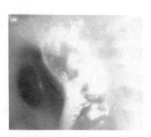

图 19-5　支气管镜

RNP 抗体阳性，抗 PM - Scl 抗体阳性。脑脊液：①常规：无色透明，蛋白定性阴性，细胞计数 0/μL；②生化检查：Glu 4.6 mmol/L，Cl 122 mmol/L，pro 0.27 g/L；③涂片未见真菌、结核菌、隐球菌。血寡克隆区带、神经节苷脂 GM1、副肿瘤抗体阴性。肌电图，运动神经传导速度：双正中神经、尺神经、腓总神经传导速度降低。重复神经电刺激未见异常。复查胸部 X 线片显示左肺渗出性病变较前进展（图 19-6）。

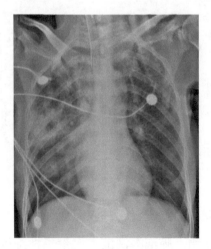

图 19-6　胸部 X 线片

复查支气管镜灌洗液：鲍曼不动杆菌、绿脓杆菌，未见真菌及结核菌。予比阿培南联合米诺环素抗感染治疗。患者体温正常，呼吸道分泌物明显减少。PCT 0.069 μg/L，BNP 23 pg/mL，CK 189 U/L，CKMB 15 U/L。黄疸常规 TBIL 11 mmol/L，DBIL 5.7 mmol/L。便潜血、胃液潜血阴性。APTT 23 s，PT 12 s，Fib 4 g/L。复查胸部 X 线片右肺渗出性病变明显吸收（图 19 - 7）。患者呼吸肌无力，撤机困难，予肺康复治疗，逐渐锻炼患者呼吸肌力量，成功无创机械通气序贯脱机。患者自主咳痰能力弱，无创通气支持下支气管镜吸痰。患者感染控制，逐渐脱离无创机械通气，转出 RICU。头颅 MRI 示右侧半卵圆中心小缺血灶可能，副鼻窦炎。新斯的明试验阳性，乙酰胆碱受体抗体阳性。

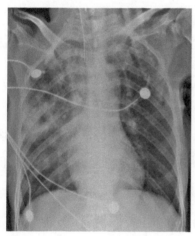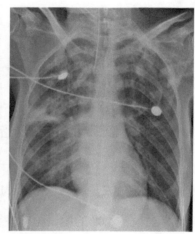

图 19 - 7　胸部 X 线片

诊断

重症肌无力。

治疗过程

丙种球蛋白 20 g/d 静脉滴注 ×5 d。口服溴吡斯的明，出院。

病例分析

病例特点

1. 中年女性，半年前出现吞咽困难，进行性加重，入院前 2 日出现有痰不易咳出，喘憋。无发热，双下肢不肿。

笔记

2. 入院查体无明显阳性体征，患者呼吸困难进行性加重，出现严重的呼吸衰竭、意识障碍，机械通气后神志转清，眼睑不能完全闭合，双下肢肌力Ⅳ级。

3. 实验室检查。自身抗体、抗中性粒细胞胞浆抗体阴性。T-spot阴性。肺癌标志物：正常。动态ESR 18 mm/h。胸部CT：左下叶少许斑片影。自身抗体：抗核抗体胞浆颗粒型1∶320，抗RNP抗体阳性，抗PM-Scl抗体阳性。腹部超声未见异常。UCG：未见异常。

4. 脑脊液常规：无色透明，蛋白定性阴性，细胞计数 0/μL；生化检查：Glu 4.6 mmol/L，Cl 122 mmol/L，pro 0.27 g/L；涂片未见真菌、结核菌、隐球菌。

5. 血寡克隆区带、神经节苷脂GM1、副肿瘤抗体阴性。肌电图：运动神经传导速度：双正中神经、尺神经、腓总神经传导速度降低。重复神经电刺激未见异常。头颅MRI示右侧半卵圆中心小缺血灶可能，副鼻窦炎。新斯的明试验阳性，乙酰胆碱受体抗体阳性。

诊疗思路

肌无力的鉴别诊断

（1）急性炎性脱髓鞘性多发性神经病（吉兰-巴雷综合征）：免疫介导的急性炎性周围神经病，表现为弛缓性肢体肌无力，腱反射减低或消失。肌电图示运动神经传导潜伏期延长、传导速度减慢、阻滞、异常波形离散等。脑脊液有蛋白-细胞分离现象。

（2）Lambert-Eaton综合征：免疫介导的累及神经肌肉接头突触前膜电压依赖性钙通道疾病，表现为肢体近端无力、易疲劳，短暂用力后肌力增强，持续收缩后病态疲劳伴有自主神经症状（口干、体位性低血压、胃肠道运动迟缓、瞳孔扩大等）。肌电图示低频RNS可见波幅递减，高频RNS可见波幅明显递增。多继发于小

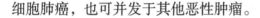

细胞肺癌，也可并发于其他恶性肿瘤。

（3）进行性脊肌萎缩：属于运动神经元病的亚型，表现为弛缓性肢体无力和萎缩、肌束震颤、腱反射减低或消失。肌电图呈典型神经源性改变。静息状态下可见纤颤电位、正锐波，有时可见束颤电位，轻收缩时运动单位电位时限增宽、波幅增高、多相波增加，最大用力收缩时运动单位电位减少，呈单纯相或混合相。神经传导速度正常或接近正常范围，感觉神经传导速度正常。

（4）多发性肌炎：多种原因导致的骨骼肌间质性炎性病变，表现为进行性加重的弛缓性肢体无力和疼痛。肌电图示肌源性损害。

疾病介绍

重症肌无力（myasthenia gravis，MG）是一种由乙酰胆碱受体（acetylcholine receptor，AChR）抗体介导、细胞免疫依赖、补体参与，累及神经肌肉接头突触后膜，引起神经肌肉接头传递障碍，出现骨骼肌收缩无力的获得性自身免疫性疾病。

重症肌无力患者大约有10%发展成为重症肌无力危象，常累及呼吸肌，出现咳嗽无力、呼吸困难，不能维持正常换气功能，呼吸衰竭。其病死率高达15.4%~50.0%。肺部感染与胸腺瘤手术是最常见诱因。对于重症肌无力危象的治疗，呼吸肌功能受累导致严重呼吸困难，危及生命者，应积极行人工辅助呼吸，包括正压呼吸、气管插管或气管切开。临床治疗上，主要有大剂量激素冲击治疗、血浆置换治疗、免疫球蛋白治疗三种方法。大剂量激素可产生较为严重的不良反应。临床研究证明，在激素冲击治疗中，部分患者可出现呼吸肌麻痹，这样不但延长了患者应用呼吸机的时间，还增加了患者肺部感染的机会，甚至导致危象再次发生。丙种球蛋白可能

笔记

通过减少 AChR 抗体产生，通过与 AChR 的结合而妨碍 AChR 再与 AChR 抗体结合，减轻细胞毒性 T 细胞对 AChR 的毒性作用等机制发挥作用；疗效与血浆置换相当，但不良反应相对更小。

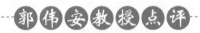

　　神经、肌肉病变是导致呼吸衰竭的病因之一，这部分患者合并感染时尤其容易误诊为重症肺炎、慢性阻塞性肺疾病急性加重，正确甄别、处理至关重要。感染是诱发重症肌无力危象的主要因素。及早呼吸支持及应用免疫球蛋白可提高抢救成功率。

参考文献

1. 中华医学会神经病学分会神经免疫学组，中国免疫学会神经免疫分会. 中国重症肌无力诊断和治疗指南 2015. 中华神经科杂志，2015，48（11）：934 – 940.

2. 刘卫彬. 重症肌无力. 北京：人民卫生出版社，2014：163 – 178.

3. 姜海伟，胡晴，鄢艳红，等. 神经系统副肿瘤综合征诊断及免疫治疗研究进展. 神经损伤与功能重建，2017，12（3）：240 – 242.

4. KANAI T, UZAWA A, SATO Y, et al. A clinical predictive score for postoperative myasthenia crisis. Ann Neurol, 2017, 82（5）：841 – 849.

5. BARBER C. Diagnosis and management of myasthenia gravis. Nurs Stand, 2017, 31（43）：42 – 47.

6. 王英鹏，陈萍，李尊波，等. 糖皮质激素冲击治疗诱发重症肌无力危象临床特点和危险因素分析. 中国现代神经疾病杂志，2014，14（10）：883 – 888.

7. 周淑芳. 重症肌无力危象的临床分析. 中国继续医学教育，2015，7（29）：151 – 152.

笔记

（呼吸与危重症医学科　张硕）

病例 20
支气管动脉 - 肺动脉瘘致
大咯血 1 例

病历摘要

患者老年男性，80 岁，因"咳嗽、咳痰 1 月余，加重伴咯血 1 天"入院。

患者入院前 1 月余受凉后出现咳嗽、咳痰，咳嗽为阵发性咳嗽，痰为少量白色泡沫痰；伴活动后胸闷、憋气，无发热、盗汗，无胸痛、咯血症状，自服镇咳药物（复方甘草片）后无明显缓解，未规范治疗。1 天前无明显诱因出现咳嗽、咯血，咳嗽为阵发性咳嗽，无金属音，咯鲜红色血约 300 mL，无胸痛、发热，无盗汗、乏力。急诊查血常规、凝血、血气、BNP、PCT 皆正常范围。心电图提示窦性心律，Ⅲ导联深 Q 波，T 波低平。

既往史：下肢静脉曲张史 20 余年，2 型糖尿病、反流性食管炎、胆囊结石 5 年余。8 年前在外院确诊急性肺栓塞（右下肺动脉）、双下肢静脉血栓，给予尿激酶溶栓后华法林抗凝治疗 1 年后自行停药，伺候未复查。

否认食物、药物过敏史。否认其他系统疾病病史。

吸烟饮酒史：吸烟 50 余年，20 支/日，偶饮酒。

否认家族遗传性疾病史。

入院查体

T 36.8 ℃，P 87 次/分，R 21 次/分，BP 110/70 mmHg。神清，精神差，口唇轻度发绀，球结膜无充血水肿。颈静脉无怒张，双肺呼吸运度对称。肋间隙未见明显异常。双肺呼吸音粗，右侧闻及散在湿啰音，语音传导未见明显异常，未及明显胸膜摩擦音。心率 87 次/分，律齐。腹软，无压痛、反跳痛，未触及肿块，肝脾未及，双下肢无水肿。

实验室检查

血常规：WBC 5.2×10^9/L，NE% 73.9%，PLT 148×10^9/L。血气分析：pH 7.418，PaO_2 117.4 mmHg，$PaCO_2$ 31.2 mmHg，Lac 2.7 mmol/L。PCT 0.059 μg/L，BNP 67 pg/mL。凝血功能：PT 12.7 s，APTT 25 s，INR 1.04，D - 二聚体 0.6 mg/L。生化、电解质及心肌酶基本正常。心电图检查提示窦性心律，Ⅲ导联可见深 Q 波，未见明显 S1T3。

经过分析，咯血原因主要有以下 6 种。

（1）急性肺血栓栓塞症：患者高龄，既往肺栓塞、下肢静脉曲张病史，出现咯血，需警惕肺栓塞可能，目前 D - 二聚体无明显升高，完善心电图、超声心动图，必要时完善肺 CTA 等进一步明确。

（2）肺结核：患者老年男性，糖尿病多年，此次起病急，主要表现为咳嗽、咳痰伴咯血，需警惕肺结核可能。但患者既往无结核病史，无发热、盗汗、乏力、消瘦等结核中毒症状，暂不支持，可进一步检查痰找结核菌、结核抗体等除外。

（3）肺癌：患者老年男性，为肿瘤性疾病的高危人群。此次发病，咳嗽、咳痰伴咯血，偶有憋气，需警惕肺癌可能。但目前影像学检查未见明确占位性病变，需进一步完善肿瘤标志物，肺CT等明确。

（4）肺炎：患者老年男性，因咳嗽、咳痰伴咯血入院，查体右肺闻及湿啰音，需警惕此病可能。完善胸部影像学检查明确。

（5）支气管扩张：主要表现为慢性反复咳嗽、咳痰，多有大量脓痰，常反复咯血。轻者X线无明显异常或仅见肺纹理增粗，典型者可见卷发样改变，高分辨CT能发现气管腔扩大。与该患者症状不符，CT不支持。

（6）急性左心衰：可因肺淤血导致咯血，患者既往无心脏病病史，平时活动可，无心功能不全表现。完善心电图、超声心动、BNP等检查明确。

入院后实验室检查

ESR 21 mm/h，HbA1c 5.7%，输血八项、肺癌标志物均阴性。自身抗体谱及ANCA阴性。血栓弹力图提示高凝状态。B超提示胆囊颈部结石、脂肪肝。超声心动提示左房扩大，升主动脉增宽，主动脉瓣钙化并轻度反流，二尖瓣、三尖瓣轻度反流，左室舒张功能减低，心包少量积液。肺动脉显示不清。下肢血管超声提示右侧腘静脉血栓形成，左侧大隐静脉条样中等回声，血栓可能性大。胸部CT（图20-1）提示：①右肺中叶淡片状模糊影，炎症？肺出血？请结合临床；②左肺钙化结节；③双侧胸膜增厚并钙化；④胆囊结石。肺动脉CTA（图20-2）提示：右下肺外后基底段肺动脉分支近段管腔内不均匀低密度影，考虑肺栓塞，请结合临床并追随观察。

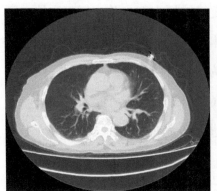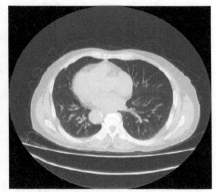

图 20 –1　胸部 CT：右肺中叶

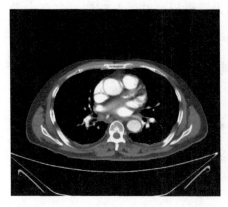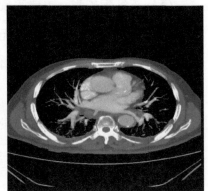

图 20 –2　肺动脉 CTA：右下肺动脉分支

治疗

　　静卧休息，心电监护，抗感染、改善通气治疗。应用垂体后叶素、酚妥拉明、血凝酶、维生素 K_1、云南白药止血治疗。入院 12 小时咯血 3 次，每次咯血 $100\sim200$ mL，总量近 600 mL。皆为咳嗽后出血，鲜血，内有大量血凝块。间断低热，精神紧张。于入院次日下午行介入造影栓塞术（图 20 –3），造影见双侧支气管动脉、肋间动脉及分支明显增粗、迂曲、紊乱、增生，末梢可见扩张呈瘤状的血管团，且静脉早期显影，右侧为著。考虑支气管动脉–肺动脉瘘。右侧给予明胶海绵栓塞剂栓塞治疗。介入治疗后未再咯血。

笔记

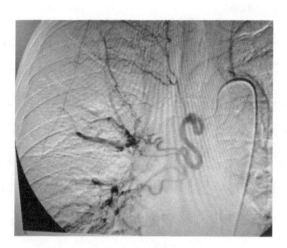

图20 –3　支气管动脉造影

诊断

慢性肺动脉血栓栓塞症（支气管动脉 – 肺动脉瘘，大咯血）；下肢静脉血栓；下肢静脉曲张；2 型糖尿病；反流性食管炎；胆囊结石。

调整治疗方案

①卧床休息，心电监护；②抗凝治疗：低分子肝素；③酚妥拉明联合卡络磺钠。患者出血停止，生命体征平稳，1 周后出院，定期门诊随诊，口服华法林。

病例分析

1. 大咯血定义

24 h 内咯血 300～600 mL 或 1 周内咯血大于 3 次，且每次咯血量大于 100 mL 为大咯血。大咯血约占所有咯血患者的 5%，病死率为 6.5%～38.0%。死亡原因一般为气道梗阻导致窒息或出血量过多导致休克，其中窒息是死亡的主要原因。

2. 大咯血的病因

（1）感染：在 20 世纪中叶抗结核药物治疗问世前，肺结核及其相关并发症是大咯血的最常见病因。目前，肺结核导致大咯血明显下降，但肺结核合并支气管结核导致支气管破坏或支气管扩张引起大咯血仍较常见。支气管扩张症病理特征是支气管扩张及慢性感染。反复细菌感染，尤其是金黄色葡萄球菌、铜绿假单胞菌等感染导致支气管动脉肥厚、扭曲、动脉瘤形成及体循环 – 肺循环血管吻合或动脉瘘形成等。以上动脉破裂可造成大量、快速且致命的大咯血。

（2）肿瘤：任何类型肺癌均可出现咯血，中央气道腔内肿瘤及肿瘤空洞形成者发生大咯血概率较高。鳞癌多发生于中央气道，故其导致的大咯血较腺癌、小细胞癌或大细胞癌多见。任何转移到支气管腔内或肺实质的肿瘤均可导致大咯血。一些新型抗血管生成药物，如贝伐珠单抗等可使肿瘤出现坏死、空洞而导致大咯血。

（3）自身免疫疾病：也可引起大咯血，血管炎引起出血也占一定比例，可以表现为大咯血，也可以表现为弥漫性肺泡出血，同时可能伴有进行性的低氧血症和呼吸衰竭，部分患者咯血量可能不多，甚至不咯血，但可出现进行性贫血和低氧血症。

（4）心血管疾病：心源性咯血多由于基础心血管系统疾病导致，在可导致原发性心源性咯血的疾病中，肺静脉压升高可导致静脉扩张/曲张形成，当静脉压因某种原因突然升高时可发生破裂出血。房颤射频消融术治疗后肺静脉局部狭窄所致的局限性静脉压升高也可能发生大咯血，肺动静脉畸形者也可能出现大咯血。

（5）医源性因素：许多有创性检查可损伤肺血管引起大咯血，其主要原因是操作导致肺动脉或支气管动脉破裂。如经支气管镜检查和治疗、各种技术引导的经皮穿刺活检术、放射性粒子植入、经皮肺射频消融术等均有引发大咯血的报道。长期气管造口的患者可能出现气管－无名动脉瘘，可引起致死性大出血。气管套管插入位置过低（低于推荐的第1～第3气管软骨环），或无名动脉位置过高均易形成支气管动脉–无名动脉瘘。

（6）创伤：胸部创伤患者亦可发生大咯血。钝器伤可造成气道破裂同时伴发肺或支气管血管损伤。断裂的肋骨有时可造成肺刺伤，从而导致咯血。

（7）血液系统疾病：因各种血液系统疾病导致原发、继发或医源性因素引起凝血功能障碍，血小板功能异常或血栓性血小板减少性紫癜等疾病均可引起咯血甚至大咯血。

3. 大咯血的救治要点

（1）保持气道通畅：急性活动性出血并发大咯血时，清理气道内积血和分泌物最好的方式就是患者的咳嗽反射，应鼓励患者通过咳嗽自我清除气道积血。如患者咳嗽反射不能有效清除气道积血、缓解窒息并出现进行性呼吸困难或低氧血症，则应立即行气管插管。可考虑使用带大侧孔的大号（8.0～8.5 mm）气管插管导管以便于通过插入支气管镜进行介入诊疗。必要时可直接使用硬质支气管镜进行处理。

（2）隔离出血源：在气管插管或硬质支气管镜下快速清理气道内积血，保持气道通畅的同时，要尽快隔离出血源，防止溢入健侧的血液形成血凝块阻塞气道。

（3）止血药的应用：在以上治疗措施的基础上，可同时应用垂体后叶素、蛇毒血凝酶等全身止血药及作用于血管壁的卡络磺钠、肾上腺色腙片，作用于血小板的酚磺乙胺，促进凝血因子活性的醋酸去氨加压素，促进凝血因子合成的药物，如维生素K，抗纤维蛋白溶解的止血药物，如6－氨基己酸、氨甲苯酸、氨甲环酸等。或直接补充凝血因子或冻干血浆、凝血酶原复合物等。以上药物或血液制品在大咯血急救时作用较弱，但可用于后续止血的处理。

（4）大咯血的后续针对性处理：大咯血的患者经病因诊断、急诊处理后还需进行后续针对性治疗。目前常用方法有支气管动脉栓塞术和外科手术治疗。在应用支气管动脉栓塞术或外科干预前，应尽可能早的保持气道通畅，同时进行多学科有效处理，以保证患者生命安全。

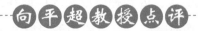

　　支气管动脉 - 肺动脉瘘常继发于慢性肺栓塞、结核、支气管扩张、肿瘤等疾病，此时肺动脉血流减少或需求量增加，则支气管动脉代偿性增生，通过吻合支扩张或直接交通增加血流量，形成支气管动脉 - 肺动脉瘘。本例患者在慢性肺栓塞基础上继发支气管动脉 - 肺动脉瘘，出现了区域性肺动脉高压，当外界因素，如精神紧张、咳嗽、劳累等时，病变区压力迅速增高而破裂出血。

参考文献

1. 朱巧洪，伍筱梅，林翰菲，等. 支气管动脉 - 肺动脉瘘的临床和 CT 血管造影分析. 中华结核和呼吸杂志，2014，37（9）：687 - 691.

（呼吸与危重症医学科　雷涛）

笔记

病例 21
支气管异物 1 例

病历摘要

患者男性，49 岁，主诉：反复咳嗽、咳痰伴喘憋 1 年。

患者 1 年前受凉后出现咳嗽、咳痰，阵发性干咳为主，少量白色黏痰，活动后自觉气短、喘憋，伴多汗、乏力，症状发作无昼夜规律，与接触刺激性气味无关。曾就诊于我院门诊，胸部 X 线片提示左下肺炎，给予口服抗生素治疗，症状仅稍有改善。半年前就诊于某中医医院，给予清肺化痰等治疗，症状无明显改善。1 个月前患者再次就诊于中国人民解放军总医院，查血常规提示中性粒细胞比值升高，胸部 CT 仍提示左下肺炎，支气管镜下黏膜病理提示慢性炎，故诊断肺炎，给予联合静脉滴注抗生素 10 天，症状无明显改善，后继续联合口服抗生素治疗 1 周，仍存在咳喘症状，现为进一步诊治以"咳喘待查肺炎?"收入我科。患者自发病以来,精神、睡眠欠佳,食欲差,大小便同常,体重无明显变化。

既往体健。

吸烟饮酒史:吸烟20年,20支/天,已戒烟1年,无酗酒史。

家族史:无特殊。

入院查体

体温36.9 ℃。神清,精神可。口唇无发绀,浅表淋巴结未触及肿大。双肺呼吸音低,两肺未闻及明显干湿啰音。心率76次/分,律齐,未闻及杂音。腹软,无压痛。双下肢无水肿。无杵状指。

实验室检查

血常规:WBC 8.8×10^9/L,NE% 78.7%,HGB 138 g/L,PLT 149×10^9/L。PCT 0.056 μg/L,CRP 5.68 mg/L,ESR 33 mm/h。血气分析(未吸氧):pH 7.415,$PaCO_2$ 38.6 mmHg,PaO_2 77.4 mmHg,SpO_2 95.5%。肝肾功能及免疫球蛋白:未见异常。凝血功能:正常范围。尿常规:阴性。便常规:阴性。

结核抗体:阴性。军团菌抗体:阴性。EB病毒、柯萨奇病毒抗体阴性。多次痰培养阴性,抗酸染色阴性。梅毒及HIV:阴性。自身抗体及ANCA:阴性。

肿瘤标志物:阴性。

支气管镜(中国人民解放军总医院):可见左肺下叶外后基底段开口黏膜肥厚,呈结节状隆起,管腔狭窄;黏膜病理提示假复层纤毛柱状上皮慢性炎伴急性炎,固有层淋巴组织增生。肺功能检查:肺通气功能及弥散功能正常。

心电图:窦性心律,心脏逆钟向转位,IRBBB。超声心动图:三尖瓣少量反流,左室舒张功能减低,EF 64%。

笔记

诊断

支气管异物，阻塞性肺炎。

治疗过程

患者入院后测体温出现发热，低热为主，结合中国人民解放军总医院影像及气管镜病理结果首先考虑感染性病变，肿瘤性疾病待除外，给予广谱抗生素头孢米诺抗感染治疗，对症止咳、祛痰等综合治疗。患者体温降至正常，但咳嗽症状仍持续存在。进一步完善胸部增强CT（图21-1）提示左肺下叶病变，左下肺后基底段不规则片状阴影，部分区域饱满，呈结节状，根部支气管狭窄，病灶治疗前后对比大小相仿，建议抗感染后复查除外占位。请中国医学科学院肿瘤医院影像中心会诊：左下肺病变，性质待定，建议支气管镜检，必要时CT引导下穿刺活检。

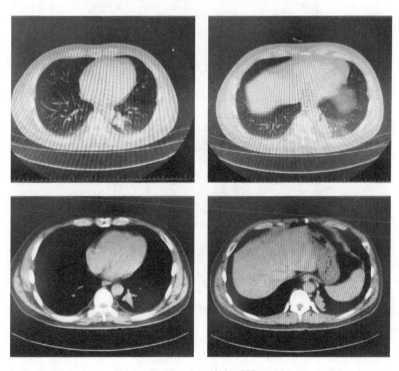

图21-1　胸部CT

复查支气管镜检查（图 21 -2）：镜下可见左下叶后基底段开口黏膜增生肥厚可见灰白色多发结节样新生物，肉芽组织形成，触之易出血，远端可见灰白色黏液及干酪样组织。黏膜病理（图 21 -3）：慢性炎伴活动期改变，未见典型结核及肿瘤性病变，被覆假复层纤毛柱状上皮的黏膜，间质弥漫性炎细胞浸润，纤维组织增生，另见少量凝血及炎性渗出，未见肉芽肿结构及坏死。

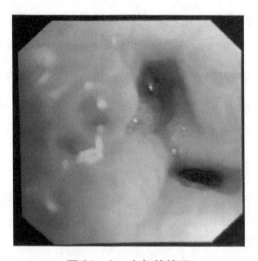

图 21 -2　支气管镜下

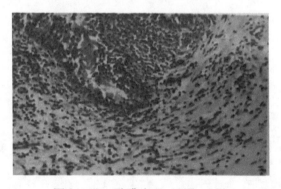

图 21 -3　黏膜病理（HE ×10）

再次复查支气管镜仍无结核感染及肿瘤等疾病相关依据，继续使用头孢类抗生素治疗。患者仍有咳嗽症状。气管镜检查 5 天后患者自行咳出一约 1.0 cm × 0.3 cm 大小辣椒皮，咳嗽症状明

笔记

显减轻，胸闷、憋气亦好转。追问病史，患者无明确异物吸入病史。

患者1个月后复查胸部CT（图21-4），左下肺病变较前明显吸收。

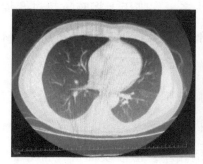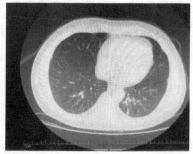

图21-4　胸部CT

病例分析

病例特点

1. 中年男性，慢性起病。

2. 慢性咳嗽，无明确异物吸入史。

3. 查体阴性。

4. 实验室化验提示血中性粒细胞增高，ESR增高，PCT、CRP仅轻度异常，免疫相关指标正常，肿瘤标志物水平正常，结核抗体阴性。

5. 影像学提示左肺下叶后基底段不规则病变，抗感染治疗无吸收。

6. 气管镜检查：左下叶后基底段黏膜充血增生肥厚，结节样新生物，管腔狭窄。

7. 病变黏膜病理提示：被覆假复层纤毛柱状上皮的黏膜，间质弥漫性炎细胞浸润，纤维组织增生，另见少量凝血及炎性渗出，未见肉芽肿结构及坏死。符合慢性炎伴活动期改变，未见典型结核及肿瘤性病变。

诊疗思路

咳嗽是呼吸系统最常见的症状之一。临床上将咳嗽超过 8 周，且以咳嗽为唯一或主要症状，胸部 X 线片无明显病变者称为慢性咳嗽。慢性咳嗽常见病因包括上气道咳嗽综合征、咳嗽变异性哮喘、胃食管反流性咳嗽及嗜酸性粒细胞性支气管炎等，国内变应性咳嗽亦是常见病因。支气管异物被归于其他少见或罕见的慢性咳嗽病因一类。虽少见病因占比例较小，但涉及面广，常导致部分慢性咳嗽长期被误诊，从而增加患者的医疗负担。患者同时存在肺部阴影，经验性广谱抗感染治疗效果不佳，可与以下疾病鉴别。

（1）肺炎：多起病急骤，先有寒战、高热等毒血症状，然后出现呼吸道症状，抗菌药物治疗多有效，病灶吸收迅速且完全。本例患者支气管黏膜局部反复炎性改变，抗感染治疗后症状稍减轻但反复加重，需考虑其他病因所致阻塞性肺炎的可能，进一步明确反复肺炎的具体病因。

（2）肺结核：一般有结核接触史，常有低热、盗汗、乏力等结核中毒症状，结核菌素试验阳性，肺部影像学呈多样多态性，痰涂片可见抗酸染色阳性，痰培养见结核杆菌生长可确诊。本例患者反复慢性咳嗽病史 1 年，伴有乏力、纳差等伴随症状，且常规抗感染治疗肺部影像不吸收，曾高度怀疑结核菌感染可能，但病原学无阳性结果。

（3）肺癌：咳嗽是肺癌常见的首发症状，约占 55%，且多为阵发性刺激性呛咳，无痰或少痰，可伴有吸烟史、慢性支气管炎史。咯血、胸痛、胸闷、发热及乏力、消瘦、贫血、食欲不振等情况亦可有发生。肺部影像学可存在肺部肿块造成的肺不张、阻塞性肺炎等征象。本例患者反复出现同一部位阻塞性炎症，气管镜下局部支气管内肉芽组织增生，管腔狭窄，酷似肿瘤性疾病，且报道异物合并肿瘤性疾病亦存在，需组织活检病理以除外。

（4）咳嗽变异性哮喘：是一种特殊类型的哮喘，咳嗽是其唯一或主要临床表现，无明显喘息、气促等典型哮喘症状，有气道高反应性。通常多为刺激性干咳，比较剧烈。支气管激发试验阳性或峰流速昼夜变异率>20%。本例患者反复咳嗽病史1年，同时伴有胸闷、憋气，慢性咳嗽病因中首先需除外咳嗽变异性哮喘，但该患者肺功能及肺部影像学等检查不支持该诊断。

疾病介绍

支气管异物误吸大多以急诊的形式被诊治，常见于15岁以下儿童，成人气管支气管异物与儿童相比发生率较低，近年国内外相关文献报道有所增多，成人下呼吸道异物坠积常有报道，且多发生在健康者。成人支气管误吸病史明显者，大多为急诊诊治。但部分成人支气管异物因多种原因，长期滞留在支气管内而未被及时诊治，成为隐匿性支气管异物，临床上无特殊表现，极易误诊误治。

隐匿性支气管异物（occuh bronchial foreign body，OBFB）尚无准确定义。患者一般无明确异物吸入史，异物多阻塞一侧叶或段支气管，常因异物阻塞支气管引发感染，出现慢性咳嗽、咳痰甚至咯血等症状就诊。OBFB常因异物体积小，或与血管影、钙化灶重叠，滞留时间久致质地疏松，或是植物性异物，导致胸部 X 线片及肺 CT 无直接征象，因而不易被及时诊断。曾有报道该疾病的误诊率 53.28%。病程中可被误诊为肺炎、肺癌、支气管扩张症、哮喘、肺结核、支气管炎、良性结节、肺脓肿、COPD、慢性咳嗽等呼吸系统疾病。曾有报道 1 例异物坠积 10 年，导致右上叶支气管大部分堵塞，右中间段狭窄，可见广泛异物肉芽肿形成，容易误诊为肺炎及肺癌。

气管支气管异物发生机制可能包括以下两点：①行为习惯：进食时速度过快、进食时大声说话及食入过辣、过热等食物突然出现刺激性咳嗽均会造成异物吸入；②年龄因素：年龄较大患者因口腔黏膜明显萎缩，导致神经末梢感受器反射功能逐渐迟钝，咽喉反射敏感性降低，会厌闭合不良，声门运动协调性差，加之年龄较大患者安装义齿居多，义齿松动未及时发现等原因，容易导致误入气管。

气管支气管异物坠积的部位多以右中间段、双下肺基底段支气管为主，右侧支气管多于左侧支气管，双上叶支气管较少。异物种类具有多样性、地域性及职业性。除动物骨骼、义齿、果皮及果核坠积发生比例高外，喜食辣椒的西南、中南地区患者以辣椒皮及辣椒籽坠积显著。对于慢性咳嗽患者，胸部影像学检查提示一个肺段或肺叶反复发生感染，常规抗感染治疗效果不佳，咳嗽反复出现时，应考虑多重病因，尽早行支气管镜检查排除有无异物及其他病因可能。异物可因病程长而被包在肉芽肿内，故支气管镜检查也可能因经验不足而忽略了异物的存在。本例患者先后两次行气管镜检查，均未发现明确支气管内异物，应为刺激增生的肉芽组织包裹所致。但有报道称气管支气管异物合并肺癌并非罕见，对于异物肉芽肿较明显的患者应常规进行活组织病理学检查，以免发生漏诊。

笔记

支气管镜检查是确诊和治疗气管及支气管异物的直接、有效办法，对于影像学诊断不明或怀疑有吸入史的患者应优先考虑气管镜检查，且大多学者同意对于镜检阴性患者如存在以下情况，可给予多次支气管镜检查：①对无异物吸入史，但长期原因不明的咳嗽、咳脓痰，肺部炎症吸收不良者；②胸部X线片有肺不张、阻塞性肺炎吸收缓慢或不吸收者；③对于纤维支气管镜检时发现酷似新生物的肉芽肿病变，活检或刷检又未能证明有肿瘤存在者；④对于夜间发作的哮喘病例，支气管扩张剂应用效果不佳，也应除外支气管内异物。通常情况下，局麻即可满足成人支气管异物的取出。但对于儿童、老年患者或异物卡顿严重，建议在全麻喉罩或硬镜下取出，较为安全。因此，在条件许可的单位，推荐使用硬镜进行气管支气管异物取出术。异物钳、活检钳、冷冻是常用的支气管镜下异物取出的方法，大部分可根据经验选择合适的工具可顺利取出，部分病情复杂，如肉芽样组织增生严重者，需联合其他镜下治疗方式方能取出异物。

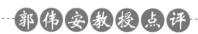

郭伟安教授点评

气管支气管异物所致的慢性咳嗽是一种相对少见病因，因大部分病例存在明确的异物吸入病史，以儿童患病多见，多可以在早期即可明确诊断。但本例患者应属于隐匿性支气管异物，无明确异物吸入史，无气道梗阻表现，仅表现为肺内迁延不愈的"肺炎"征象，且异物因肉芽组织包裹，多次支气管镜检查均未能明确诊断，此类患者临床极易误诊、误治，病史可长达数年，应在临床工作中引起重视。

笔记

参考文献

1. 李瑛，胡成平，肖奇明，等. 我国中南地区 244 例成人气管支气管异物特点分析. 中国呼吸与危重监护杂志，2014，13（1）：72 – 77.

2. 贾卫红，李建英，卜丽娜，等. 成人气管支气管异物 2222 例临床 Meta 分析. 中华肺部疾病杂志，2018，1（2）：195 – 199.

3. 王苹，黄赞胜，汪倩倩，等. 电子支气管镜诊治成人气管及支气管异物 135 例临床回顾性分析. 中华肺部疾病杂志（电子版），2015，8（1）：51 – 54.

4. 苏奕亮，周瑛，李秋红. 成人支气管异物三例报告并文献复习. 中国呼吸与危重监护杂志，2016，15（5）：484 – 489.

（呼吸与危重症医学科　吴蓉菊）